21世紀の展望健康を考える

食の「原点」＝玄米革命

西武文理大学教授
中西泰夫

改訂版

Energie 465kcal Moisture 1.0g Protein 23.6g Lipi
Carbohydrate 39.0g Fiber 6.2g Ash content 9.1mg
Calcium 365mg Iron content 10.4mg Natrium 11.5mg in A 20IU Tocopherol
21.2mg Magnesium 789mg Zinc 6.1mg Mangan 17.6mg Selen Amylase Protease Lipase
Catalase Yeast Lactic acid bacteria Nucleic acid 3.84% Energie 465kcal Moisture 1.0g Protein

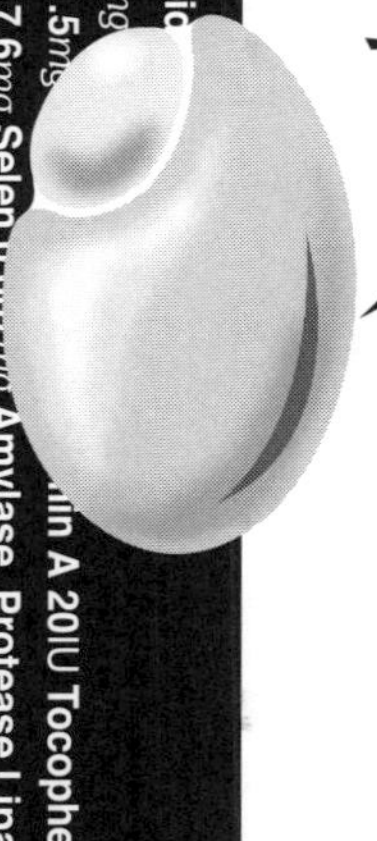

同文舘発売／同信社発行

推薦の序

何事であれ、「本もの」と言うものは、どちらかと言うと宣伝には消極的な傾向があるから、とかく現代の世相にマッチせず、したがって人目をひくチャンスが少ない。

そのためにあたら良質のアイディアや商品が日の目をみずに終わってしまうことが多いのは、とくに現代の国情を考えると、まことに残念なことだと思う。

私はそのことを甚だ勿体ないことだと思い、たいへん僭越なことで、時々しゅんじゅんしながらも、これまでに何件かの発掘調査やそれらの紹介をやってきた。そして結果的にそのことが、思いのほか多くの人達の高い評価を受ける事となって、私も少なからず満足したものである。

本書に際しても、私の気持は全くそれと変わりがない。ただ、私には経営学についての素養がほとんどないため、専門的な部分については所論の評価が出来ない点を残念に思っている。しかしそれにもかかわらず、「知識」と「知恵」との違いを忘れ、「お金のため」が「何のため」よりも優先している現今の我が国の実状を嘆かわしく思っている私にとって、本書は、これからのニュービジネスがとるべき姿勢を、具体例に即して大変分かりやすく述べている好著であると思われた。

厚かましくも敢えて推薦の一筆をしたためさせて戴く次第である。

東京大学名誉教授
農学博士
八幡　敏雄

改訂版によせて

初版を著わしてから、毎年、版を重ね、早三年目を迎えようとしている。その間、平成十二年十月に、本書に登場の玄米酵素は創業三十周年という節目を迎えることとなった。同時にミレニアムという二十一世紀を迎え、同社を取巻く環境も大きく変容しつつある。

同社の岩崎輝明社長は平成十三年一月の大西康文氏（毎日新聞北海道支社長）との対談で、「二十世紀を総括すると、西洋が台頭した時代でした。豊かで便利になった半面、衣食足りて礼節を忘れたり、地球環境も破滅に導かれています。医学も西洋医学が主流でしたが、これからは急性病の対応には優れていても、慢性病には対処できないものです。今の日本は糖尿病　六九〇万人、アトピー　八〇〇万人、C型肝炎　二〇〇万人、ぜんそく　二五〇万人、また三人に一人はアレルギー体質と慢性病が蔓延しています。死因一位のがん、二位の心臓病、三位の脳卒中も生活習慣病です。これらは西洋医学の対症療法では解決できません。そこで食事を中心に原因から治そうという東洋医学の思想が見直され、アメリカを中心に急速に広がりつつあります。二十一世紀は西洋医学と東洋医学の結合が求められます。西洋の陽と東洋の陰が重なって、初めて医学が成り立つと思うのです。それが代替医療のあるべき姿です」と主張されている。

創業三十周年を迎え、同社の業容も拡大中である。全国四十七都道府県に販売店があり、一八〇の代理店、三三〇〇の特約店を持つことになった。海外ではカナダ、アメリカ、台湾、マレーシアに代理店がある。食生活の大切さを訴え、三人の医師と十五人の管理栄養士、栄養士、二十数名の地区担当のメンバーで、海外を含め全国で年間三〇〇〇回の『健康講座』を開いて、食生活の啓蒙・啓発を行っている。また、平成五年に（財）北海道食品科学技術振興財団を設立し、年一回、食に関するフォーラムを開催したり、ラジオでの啓蒙活動も始めた。東京、大阪などの主要都市では一、〇〇〇～二、〇〇〇人規模の健康大学講座を開き、世界から一流講師陣を招いている。大腸内視鏡によるポリープ切除を世界で初めて成功させた医学博士　新谷弘実先生もその一流講師陣の一人で、本書の改訂に当たっては、岩崎社長との対談を本書第五章に掲載させていただいた。新谷博士は、現在アメリカでご活躍中で、アルバート・アインシュタイン医科大学外科部長、ベス・イスラエル病院内視鏡部長を務められており、三十年間に日本とアメリカ双方で三十万人もの胃や腸の内視鏡検査を行ってきた世界的にも有名な臨床医である。

一方、同社は隔月で健康情報誌「ハイ・ゲンキライフ」を十二万部発行していて、本書では随所に引用させていただいている。また、六年前からは自然食の料理教室も全国で実施し、自然食品の通信販売も行っている。さらに代替医療の必要性から二年前に自然療法クリニック、「天心クリニック」を開設している。

本書の改訂も、こうした玄米酵素をめぐる内外の環境の変化を念頭において進めてきたもので、上記の環境の変化の中で全体の見直しをはかり、改訂版として世に送るに至った次第である。

二十一世紀のキーワードの一つが、「健康」であることには違いないが、今や国全体の医療費は約三十兆円となり、国民一人当たりの医療費も二十三万円を超えるに至っている。時代はまさに、予防医学、「予防に勝る治療なし」の時代を求めている。

岩崎社長は二〇一一年の創立四十周年には固定愛食者を全国民の〇・五%である六十万人までに増やしたいとの希望をもっておられる。わが国のみならず、世界の医療費の抑制にも貢献しようという同社の「志し」の高さを、読者の皆様とともに応援したい。

平成十三年三月

著　者

は・じ・め・に
――「何のため」の会社なのか

グローバル化が進むなか、国境の壁はいちだんと低くなると同時に、情報が世界中を飛び交い、世界の国々の素顔がはっきりと見え始めた。飢餓に苦しむ国、戦禍が絶えない国々などさまざまである。

しかし、一方では地球規模の市場経済化が進み、国際分業体制も再編され、日本企業は新しい試練に立たされている。というよりも、これまでの常識が通用しない時代を迎えているといってよい。

経済大国を謳歌し、独自の経済システムを築きあげてきた日本はいま、世界の荒海のなかで、新しい考え方に基づいた新しい経済運営を求められている。

これまでの常識というのは、「何をつくってどう売るか」ということだけに終始したものであった。もちろん物不足の時代にあっては、それが有効な哲学として機能した。いわゆる、生産者側の論理で市場を制することができたのである。

しかし、いま、それだけでのモチベーションでは消費者のニーズはとらえることができない。グローバリゼーションの進展は、一国の経済や一企業のルールを乗り越えた世界的に共通する理念を求めることでもある。それは「何のために」という問いを共有することであろう。

ただ物をつくるだけではなく、そこには常に「何のために」という明確な目的意識と社会的な視点がないかぎり、企業の存立は危ぶまれる時代を迎えているのだ。

それはまさに、企業のアイデンティティーを創出し、社会的存在としての自己をアピールできる企業こそが、その存在を許されることを意味する。そこには、旧来の常識を超える新しい企業理念がなければならない。

しかし、常識をくつがえすことは至難の技である。経営者にその勇気と哲学がないかぎり、難関は突破できない。

しかも、時代はニュービジネスの誕生を心から待ち望んでいる。それは旧来型の「ただ物をつくればいい」という発想から生まれるものではなく、「何のために」がしっかりバックボーンにあるビジネスでなければならない。

当然それは、創業者の理念、商品自体のユニークさ、組織の在り方や人材の起用、はたまた販売の方法など、広い範囲にわたって、斬新な発想と方法に裏づけられるはずである。

新しいビジネスの創業には困難がつきまとう。しかし「何のために」という問いを凝縮することで、チャンスはいくらでも広がるといってもいいだろう。消費者は常にその商品の存在意義に注目するからである。しかも、つくり手と買い手の間に心が通じ合っていることが不可欠だ。それだけ二十一世紀のニュービジネスは「ときめき」や「かがやき」といった人間の琴線に触れるものでなければならない。

ニュービジネスの発想は古い殻からは生まれない。とくに大企業、とりわけ利潤の追求を至上目的としたところからは生まれにくい。「お金のため」が「何のため」よりも優先するため、組織防衛にまわり排他的になってしまうからだ。

ニュービジネスは、既存の考え方や企業の在り方に対する挑戦でもあるだろう。そこには勇気も必要になってくる。

本書は、いま、時代が求めているニュービジネスの成長分野を紹介するとともに、健康産業のパイオニアとして注目を集める株式会社玄米酵素の軌跡と哲学、行動を追うことで、あるべき二十一世紀の企業像、そしてニュービジネス成功の条件を明らかにしようとするものである。

●もくじ●

第5章 慢性病予防――「胃相」「腸相」を良くするには

第6章 「共生」のネット・ワーキング――出会いと共感で「人の輪」づくり

第7章　総合的な健康社会をめざす――玄米酵素の理念と実践

あとがき

第1章

21世紀企業の条件
──「人間」への
まなざしが決め手

「人間」こそ未来企業のキーワード

明治維新以来の産業の歴史を見てみると、いま日本は「第三の創業」の時代に入ったように思われる。

第一の創業の時代は明治新政府ができたとき、第二の創業の時代は第二次世界大戦後の再出発のときである。そして二十一世紀の現代は、先の二回に劣らぬ激変期だ。なぜなら、グローバリゼーションの流れは、世界の経済環境を大きく変え、企業の在り方やビジネスのやり方に大きな変容を迫っているからである。一企業や一国で通用したセオリーではなく、世界に通用する新しい企業理念と行動が求められている。

市場制覇のためには、世界標準（デファクト・スタンダード）のシステムを獲得することも、非常に重要になってきた。

そのなかでもとくに大切なのは「人間」という要素である。もちろん、第一、第二の創業の時代にも人間は不可欠であった。しかし、ビジネスと人間とは切り離され、ビジネスに人間が従属するという関係で成り立っていた。

たとえば、大量生産、大量販売の時代、人間は多くのものを効率よく大量につくるために、新技術を開発したが、それはあくまでもビジネスを有利に進めるためのものであった。

一時期、家電産業でもてはやされた多機能商品が、便利さだけを追求したあまり、逆に消費者からその使い方の不便さを指摘されたこともあった。

そこにはつくる側の勝手な論理だけが先行していた。付加価値といったところで、それが人間にとって何なのか、何のためにつくられるのかという発想が抜け落ちていたのである。

成熟した社会では、それは許されない。しかもグローバリゼーションの進展は、本物だけが生き残る時代でもある。本物とは、製品や商品だけが一人歩きするのではなく、人間にとって本当によかったと思われるものである。

しかも、そこには、つくり手と買い手の顔が浮かびあがり、お互いに心が通うという実感がともなわなければならないだろう。

商品自体、「よく人間のことを考えてつくられている」という実感がともなわなければならないのだ。しかしそれだけにとどまらない。会社や組織も「人間の顔」をしたものでなくてはならない。

人間の顔をした会社とは、いったいどのようなものであろうか。まさか、自由気ままに社員がバラバラに活動することではなかろう。それは一言でいえば、「仕事のやりがい」、そして「生きがい」を実感できる会社ということだ。

しかし「仕事のやりがい」といっても、それは自然に生まれ出るものではない。企業の理念やリーダーの資質などによるところも大きいだろうが、やはり根本には「この仕事が社会や人間のためになっている」という使命感がなければならないだろう。

社会や経済の環境が変われば、常に新しいビジネスが登場する。しかし旧来の常識の延長線上からはニュービジネスは生まれない。

期待できる成長分野

では、新しい時代の要請にこたえるニュービジネスとはいったいどんなものをいうのだろうか。社団法人ニュービジネス協議会の定義では、「既存の業種・業態の枠組みを越えて、国民のニーズを敏感にとらえるとともに、巧みな経営戦略により革新的な事業展開を行うことにより急成長をとげている企業群のこと」とあるが、何もそう難しく考えることはない。「世に出た新しいビジネス」はすべてニュービジネスなのである。

だから、たとえばヤマト運輸の宅急便はまさに物流のニュービジネスなのだし、パソナやテンプスタッフの人材派遣業も、会社支援のニュービジネスだ。ドトールコーヒーは低価格でおいしく明るい雰囲気で飲めるコーヒー店に、東急ハンズは金物屋のオヤジのサービスを都市型DIY店に高め、それぞれ業態開発したニュービジネスといえるのである。また、ニュービジネスはレトロも含まれる。アメリカの一九六〇~七〇年代もののブームや日本の最近の江戸趣味ブームや、昨今の社交ダンスブーム等も、ニュービジネスとみてよいだろう。

ではニュービジネスとして成立する外的な条件とは何であるのか、まずはその点を概観することから始めたい。

台風が大きくなって初めて台風第何号と命名されるように、ニュービジネスにも成長過程がある。ある程度大きくなってから注目されることになる。もちろん、その陰には陽の目をみない多くのビジネスの屍も数多く横たわっている。新しければよいというものではない。それは結局、社会のニーズ、要求にこたえられなかった結果にほかならない。

いまや「第三の創業の時代」である。消費者の期待や時代の要請に合わないニュービジネスは当然社会からは受け入れられない。

通産省は一九九四年、「新規市場の創造に向けて――新規市場創造プログラム」で今後の十二の成長分野を提示したので、ご紹介しよう。

住宅（増改築等）、医療福祉（健康・スポーツ・シルバービジネス等）、生活文化、都市環境整備関連、環境関連（エコビジネス等）、エネルギー関連、情報・通信関連（マルチメディア等）、流通物流関連（ＤＳ・通販等）、人材関連（生涯教育等）、国際化関連、ビジネス支援関連、新製造技術関連、がその内容である。

たとえば住宅関連では、将来は可変住宅や地下空間利用、高齢者配慮住宅リフォーム等が伸びる分野だといわれている。住宅は一九九三年には三四・〇兆円の産業だったが、二〇一〇年には三九・八兆円まで成長すると予測されている。また、医療・福祉関連分野では一九九三年には二・九兆円の市場規模が二〇一〇年には一二・四兆円程度になると見込まれている。

こうした分野は、いずれも人間の生活と直結している。分野が有望であっても、人間を無視するようなものであっては存在価値がないことはいうまでもない。

起業家精神にあふれるアメリカ社会

新しいビジネスはアメリカで生まれることが多い。これはフロンティア精神の延長と思われるが、アメリカ人は絶えず内部変革を考え実行していくことに加え、周囲の人も変化を許容する風土があるため、日本よりもニュービジネスが生まれやすい。しかも日本ほどビジネスに対する規制も少なく自由な活動も保証されている。

現実にアメリカの社会はいまどうなっているのか、いくつかの特徴を述べてみよう。

⑴社会全体で高齢化が進み、会社では派遣社員やパートの比率が高くなったこと。

⑵働く人が出世よりも生活を大事にするようになったこと。

⑶貧富の差が拡大し、中産階級が減少していること。

(4)国土が広いため、SOHO（スモールオフィス・ホームオフィス）やSOHOT（スモールオフィス・ホームオフィス・テレコミュニケーション）とよばれる在宅勤務が浸透したこと。

(5)波はあるものの一九九七年のダウ平均株価八、〇〇〇ドル台、最近では同二〇〇一年二月下旬の一〇、七〇〇ドル台に見られるように、ベビーブーマーの人たちが新しい事業や年金、株式等の投資に積極的にチャレンジしていること。

以上が現在の特徴としてあげられる。

こうしたなか、アメリカ中小白書（同友館発行）によれば従業員五〇〇人未満の中小企業では、①**各種健康・健康関連サービス**、②**個人病院・クリニック**、③託児サービス、④各種娯楽・レクリエーションサービス、⑤飲食店、⑥在宅介護サービス、⑦個人、家庭用社会的サービス、⑧新車・中古車ディーラー、⑨マネジメント・広報サービス、⑩職業訓練・職場復帰サービスの順に雇用が伸びている。

また、それより大きな大企業では、①**病院**、②マルチメディア関連、③証券ブローカー、ディーラー、④精肉業の順で雇用が伸びている。

このようなアメリカの動きは、必ず日本でも似た傾向が出てくるから、ウォッチしておいたほうがよいだろう。「アジア」の時代といわれながらも、金融危機のためその経済成長には翳りが出ていた。「アメリカを追いつづける日本」という構図は変わっていない。

アメリカ社会の動きはいまも日本に大きな影響を及ぼしている。

そして、もう一つ、私がアメリカで注目しているのは未来学の研究である。NASAは最近火星の探査機で話題を集めているが、この近くのヒューストン大学のクレアレイクキャンパスでは、研究対象期間が五年から百年後の未来の研究が、企業関係者を交えて、盛んに行なわれている。

その研究の際に重点がおかれるのが、「驚き」というテーマである。「驚き」の研究はサプライズ・アナリシスといって、研究員は皆、「驚き」のセンスを磨くこと、「驚いた」ことを記憶し、大きな発想の種とすることを求められている。

この「驚き」の意味するところは大きい。それはたんに新しい発見をしたということにとどまらない。その裏には常にチャレンジしてやまない意志や喜びがあることを忘れてはいけない。「驚き」は前向きな姿勢からしか生まれないのである。

これは、ニュービジネスを興す際にも、この驚きを大切にすることは、見習うべき姿勢だと私は考えている。

より高い顧客満足が求められる「個客」時代に

N紙の新聞記者は三〇〇社も日本でのエクセレントカンパニーの社長を取材した結果、

こうした会社のビジネス成功の秘訣は、たった一言でいえば「フォローの風が吹く業種の仕事をしていることだ」と語っている。また、NECの関本忠弘元会長は「時代の風を肩で感じることが大事だ」とテレビで述べられている。では、二十一世紀、ビジネスの世界ではどんな風が吹くのだろうか。重要な順に述べていこう。

まず第一に、二十一世紀は、さらに高いレベルでの顧客満足が求められる時代になるだろう。

顧客が満足するものから一歩進んで、顧客に喜ばれるようにする、顧客の琴線に触れる「ワン・ツー・ワン・マーケティング」がもっと普及しよう。「個客」の時代の到来であり、マスマーケティングからパーソナルマーケティングの時代になってくる。現在でも、靴などはオーダーで自分に合ったものを注文することができる。インターネットを利用した注文服の研究は、アメリカや日本でも進行中である。情報の分野では進歩したインターネットや情報機器を使って、きめ細かな「ワン・ツー・ワン・マーケッティング」が行われつつある。パソコンも、いまや自分用の仕様の、個客の要望に基づいたパソコンが入手できる。

小さな会社もインターネット上でホームページを開設し、会社をPRできるようになってきた。DPE（写真の現像・焼付け）で躍進中のプラザクリエイトでは、個客の写真をデータベースで保管してくれ、必要になったら、インターネットで、たとえばパスポート用の写真を発送注文ができるようになった。また、最近の衛星放送のチャンネル数が四〇〇以上になってきたが、これも個客のニーズに限りなく近づきつつある証拠でもある。

現在はかつてのような「大量生産」「大量消費」といった時代ではない。大量に商品をつくり、店に並べておけば勝手に消費者が買っていくという発想では新しいニーズはひらけない。顧客の個性にあった商品・サービスづくりが求められている。

本書で紹介する健康食品産業も例外ではない。たとえば、最近続出している薬害の惨状をみても明らかであろう。食品抗ガン剤が免疫力を弱め、逆にガン細胞を増殖させるケースなどはその好例であろう。

人間の体質や気質は人それぞれである。すべての人間に効果のある薬など存在しないのである。もちろん抗ガン剤によって生命を維持している人はいるだろうが、誰にでも効くわけではない。

とくに健康の分野を考えると、その影響は実に大きい。健康の基本が食生活にあることは事実だが、たとえば身体によい食物を摂ったところで、胃や腸が弱り、養分を吸収できないとしたら何の意味もなくなってしまう。

健康状態は個々の人々によって違うのである。まさに心身のバランスのなかでトータルな健康を考えなければならない。そのためには、「ワン・ツー・ワン」の発想が欠かせない。

つまり、消費者が抱える問題やニーズに細かな配慮が必要になるということである。十分な商品説明がなされ、消費者自身が使用した結果、心身の変化に気づく。商品と消費者のコミュニケーション、そして考える側、つくる側と消費者のコミュニケーションが成長して初めて、その商品のよさが証明され、市場を拡大していくのである。

次はスピード経営の時代ということだ。今日のように変化が激しいなか、都市部では、まごまごしていると取り残される時代がくる。経営者は現場に降りて、現場の実態を把握、意思決定を即座に行う時代となった。情報量があまりにも多いので、必要な情報だけを収集して生かす技術も必要になってくる。情報のソムリエが必要になってくるのである。

さらに社会面で忘れてならないのは、高齢化はもちろんのこと、急速な少子化と女性の社会進出だ。

産業面では、マルチメディアやインターネットにどう対処するかが重要なポイントになろう。電話、放送、通信を含めた衛星ビジネスやモバイルビジネスも世界をかけめぐる。二〇〇〇年十二月からデジタル放送が開始され、本格的なデジタル化と双方向ビジネスが展開される時代となった。これまで何かと話題の多いベンチャー企業は、二十一世紀の幕開けとともに、日本でもいま以上に活発に登場してきた。株式市場では東証のマザーズ、大証のナスダック・ジャパンという上場市場が登場してきた。

サービス産業の分野では、フランチャイズ・チェーン（ＦＣ）がファースト・フード以外の分野でようやく活発化することが予測される。ＦＣもスピード経営の一手法である。

また、国際面からいえば、グローバル化、ボーダーレス化が進み、インターネット上の仮想商店街（サイバーモール）での電子決裁が世界的な規模で普及してくるものと思われる。電子マネーの普及は、金融市場を大きく変化させる。

それと同時に、二十一世紀は本格的なアジアの時代となり、中国、インドをはじめ巨大な市場が登場するであろう。とくに重要なことは情報化への対応である。リアルタイムにさまざまな情報が流れ込む。なかには怪しげなものも混在しているはずだ。その情報を判断する目が必要となってくる。

マルチメディアやインターネットはあくまでも道具にすぎない。その道具を有効に利用しなければならないが、架空の情報に振り回されないためには、同時に「フェイス・ツー・フェイス」、つまりは生産者と消費者の生のコミュニケーションやネットワークづくりが大切になってくることも見逃してはいけない。

以上のような風が吹くなかで、私たちは新しいビジネスを発見し、育てていかなければならない。ならば、ニュービジネスはどのようにして誕生するのか、そのプロセスを考えてみよう。

発見から起業までの五つの「き」

これからのニュービジネスは、メーカー主導ではなく消費者主導で生まれると私は考えている。消費者サイドの発想のなかから、ニュービジネスは誕生するのである。

話は少しそれるが、昨今の政治不信をみれば、そのことはよく理解できるであろう。政治家を生産者、国民を消費者としてみよう。政治に魅力がなくなれば、選挙の投票に行く人は少なくなるのは当然であろう。

政治家も失地回復に懸命であろうが、時代の流れは確実に変わっている。いままでは、「アメリカに追いつき追い越せ」という目標と手本があったから、その方向に向かってつき進む方法だけを考えればよかった。それはまさに大企業や政府といった上からの政策によって行われてきた。

その結果、戦後四十年で日本はたしかに経済発展し、世界の一流国にのしあがった。しかし気がついてみると、その経済成長があまりにも速かったために、さまざまな歪みが生じてきたことも明らかである。

大量生産、大量消費によって生活は便利になった。しかし、この「便利」がくせ者である。便利さというのは、かならずしも、人間本位に考えられたものではない。かつてテレビなどの家電商品が多機能化し、それを「便利」と称して売り出したことがあったが、逆にそれが消費者にわずらわしく思われたこともあった。

ではいったい、何が消費者ニーズにフィットするのだろうか。成熟社会にあっては、消費者という画一的な顔があるわけではない。消費者ニーズが多様化しているかぎり、そのそれぞれにきめ細かな配慮が必要となってくる。

私たちは日々の生活のなかで、職場の出来事やマスコミの記事などから、いままで体験できなかった「おどろき」を感じることがある。前述のヒューストン大学での未来学で大切なこの「おどろき」である。「おどろき」はビジネスの世界では「市場の潜在需要」ともいえる。驚いたことを必ずメモして保存しておくと、そこから起業への「ひらめき」が生まれ、事業を始めるヒントが得られる。

このヒントもメモして、いろいろと検討していると、感性豊かななかで、事業化への「よし、やってみよう」という「ときめき」の気分が湧いてくる。そして事業に成功した自分(夢そのもの)を想像していると、アメリカンドリームならぬジャパニーズドリームを夢みる「かがやき」の心が湧く。この「かがやき」こそがまさに、困難を乗り越える強固な原動力となる。

こうした過程を経て、具体的に事業を興したり、新規事業に進出する「やるき」が出てきて、成功するまで必死に頑張るアントレプレナーシップ(起業家精神)が発揮されるのである。

本当の「やるき」は「金もうけ」という発想からは生まれない。一種の使命感に裏打ちされないかぎり、エネルギーは湧いてこない。しかも、困難に耐え、「やるき」を持続させることも可能だ。

また、日ごろから感性を磨き、「おどろき」をビジネスの種とすることが、新しいビジネスを発見するうえでは欠かせない。

では、ニュービジネスの可能性はどんな分野にあるのか。まず第一は「すき間」、すなわちニッチ分野は多くの人が参入するが、先ほどの例とは違い意外に見落とされている第二の領域を指摘したい。

その第二は成熟産業だ。これまで多くのユーザーをかかえていた成熟市場もまたニュービジネスの宝庫である。スーパードライの登場でビール市場が活性化したことは、記憶に新しい。

たとえば、神奈川県のフロンティアという会社は、減少しつつあるクリーニング業界に大型機械をアメリカ、スウェーデンから輸入して、ドライクリーニング店のフランチャイズ化に成功。約一〇坪から開業でき、社会的ニーズも高いため、神奈川県を中心にＦＣ加盟店約七〇と躍進中である。優秀な機械を入れることで省力化と、仕上がり四〇分のスピードアップを実現したのが、この会社が成功した要因だった。料金も従来の三分の一の安さだ。

最近ではお風呂屋さんの世界で愛知県から始まった「スーパー銭湯」が流行している。また、無風状態にあった日用品のハミガキ粉市場の分野ではサンギの「アパガードＭ」が活躍している。

このように、伝統的な成熟市場でも、アイデア次第でニュービジネスを成功させることが可能なのである。

第三は独占市場へのビジネス参入である。規制緩和により、たとえば食糧法の改正で、いろんな場所でお米を売ることができ、またガソリンもセルフサービスのガソリンスタンドが登場してきた。全国自動車連盟（ＪＡＦ）以外にも車の緊急サービスができ、売電分野ではエコロジーコーポレーション社のように風力発電により売電が可能なビジネスも誕生してきた。薬の一部も薬局以外、例えばコンビニで売れるようになった。銀行もビッグバンで商社やメーカーでも銀行等が設立できるようになった。

第四に、地方を拠点としたビジネスに注目することである。

たとえば北から列記すると、北海道ではまず本書で登場の健康食品の玄米酵素である。新潟では、コメリ（東証一部上場）という会社が金物と園芸用品を、「ハードアンドグリーン」というコンセプトで販売して、好調な成績をあげている。

山形では、五十五種類の中華惣菜を量（はか）り売りする「ごちそう市場」をフランチャイズ展開する鳥太郎という会社が、一般家庭やトラックの運転手に喜ばれ、繁盛している。長野では、きのこ産業母体の植物工場を展開するホクト産業がバイオビジネスで躍進中だ。静岡のＯＭソーラー協会は、全国各地の地元の工務店と組んで、太陽熱利用の木造住宅を地域の気候風土や特性に合わせて建設して、成長している。

首都圏だけでなく地方でも、おもしろいニュービジネスを展開させている人は大勢いるのだ。ぜひ地方の情報も積極的に集め、ご自身の商売の参考にしていただきたいと思う。

「本物」の復権も大きな鍵

島国の日本は古来から海外の技術や文化を取り入れ、長い時間をかけてそれを消化し、日本独自の生活スタイルを築きあげてきた。歌舞伎がいまも根強い人気に支えられ、人々に感動を与えていることからも、いかに伝統が日本人の心と共鳴しているかをうかがい知ることができよう。

書道や華道も同じである。日本の伝統はいまも生き続け、日本人の心の糧となっていることは誰も否定できない。それぞれの国や民族には必ず拠りどころ、つまりは長年にわたり心身にしみついた「香り」というものがある。

では現在、日本はどのような状況に置かれているのだろうか。

たしかに戦後の荒廃にくらべれば生活は豊かになった。物が満ちあふれ便利さをも手に入れた。しかしなぜか違和感をもつ人も多い。「何か違う」「このままでいいのか」という、うっすらとした不安を覚える人も少なくない。

なぜだろうか。それは現状が日本の伝統と切り離されているからである。時間とはたんに流れ過ぎ去るものではない。あえていえば、「時間は蓄積される」のである。つまりは伝統として人々の心身を形づくるのである。

しかし、それが何らかの理由で、中断あるいは破壊されたらどうなるのだろうか。たとえていえば、木に鉄を継ぐようなものであろう。とても不安定である。木は木、鉄は鉄としての強さや弱さをもち、それぞれがお互いの役割を果たすために使われることはよいが、無理矢理つなぎ合せることなど所詮できない。

日本の伝統を木に、外来の文化を鉄にたとえるとよく理解できると思うが、やはり伝統としての木が、しっかり育たないかぎり、まさに「共存」は成立しない。

「共存」というと、何かしらそれぞれの個性が喪失するイメージと結びつきやすいが、それはまったくの間違いである。お互いのよさを認め合うということだ。「よさ」とは、人間にたとえればまさに伝統に根ざし、血肉化してきた心身の有様といえよう。話が少しそれたが、要は日本人が長年かけて培ってきた伝統が、戦後アメリカナイズされることで崩れてしまった面がある、ということを理解してほしいということだ。アメリカをはじめとする西洋文明を否定することではけっしてない。それぞれに「よさ」をもっていることはもちろんだ。ただやはり、日本人の伝統、血肉化した心身を尊重する面をもちあわせないかぎり、安定は得られない。難しいところだが、主客が転倒してはバランスが崩れるどころか、伝統さえも失いかねない。

新しいビジネスチャンスは、伝統を復活させる、つまりは日本人が忘れかけてきた、日本人にとっての本物を再発見するところからも生まれてくる。前述のようにいわゆる新しいものだけが、ニュービジネスではないのである。

ねじ曲げられた日本の伝統を矯正し、自然な流れに戻すことのなかに、ビジネスとしての役割が存在することも忘れてはならない。それは一時的に「常識」として通用した考え方への挑戦でもある。

「四つの変化」に注目

新しいビジネスの芽を発見するためには、次の四つの変化に注目する必要がある。

第一は、人口構成の変化である。日本では六十五歳以上の老人の数は二〇二五年には二五パーセントになり、国民の四人に一人はお年寄りという時代がやってくる。そのころには七十五歳以上のオールドオールド層が六十五〜七十四歳までのヤングオールド層より多くなるのだから、大変な高齢化社会だ。敬老の日を前に、総務庁は平成十三年一月一日付で、二〇〇一年一月現在の推計で六十五歳以上の高齢者人口は前年より約八〇万人増加し二二一四万人と総人口に占める割合が一七・四パーセントになり、人口、比率ともに過去最高となった。いっぽう、七十五歳以上は九〇六万人で総人口の七・一パーセントにのぼり、初めて一割を超え、日本の人口が急速に進む高齢化の実態を改めて浮き彫りにした。

シルバービジネスが介護保険法の成立とあいまって大きく成長しよう。まずは有料老人ホーム、ついで在宅介護サービス、ヘルスケアサービス、入浴サービス。そして三度の食事を配達するケイタリングサービスも躍進しよう。

当然、葬儀ビジネスが大きな市場に成長することが予測される。アメリカなどでは葬儀会社がM&Aを重ねて大きくなり、ニューヨーク証券取引所に上場するまでになっているが、日本でも公益社のように同様のことが起こってくると想像される。

第二は、ライフスタイルの変化である。女性の社会進出が進むため、わざわざ買物に出かけなくてもすむ通信販売がより盛んになる。インターネット通販も普及してくるだろう。同時に、子供を一時預ってもらう託児所ビジネスもさらに必要度を増すから、企業内外の託児サービスがますます増加するものと思われる。

一九九五年から厚生省は「エンゼルプラン」を実施し、労働省は企業内託児所の支援を開始したが、これが追い風になるだろう。

さらにライフスタイルの変化のなかで見逃せないのは、「ゆとり」のある高齢者の増加である。定年後の夫婦での海外旅行はすでに定着した感じがあるが、裕福な高齢者は生涯教育、健康関連、登山や山歩き、各種スポーツ、海外旅行・クルージング、娯楽施設（たとえば高齢者向きゲームセンター）等の分野でも大切なお客さまになるだろう。

第三は、政治、経済、金融の変化である。政治の世界では規制緩和により、中小企業が大きな打撃を受ける可能性がある。新食糧法の施行で、お米屋さんが今後十分の一ぐらいにまで減り、酒屋やホームセンター、ガソリンスタンド、通販、キオスク等でお米が売られるようになるかもしれない。ガソリンの輸入が自由化されることで、ガソリンスタンドの競争が激化し、セルフサービスのスタンドも出現しつつある。

また、化粧品、医療品の再販売価格維持制度もいずれはなくなっていく方向に進むのではないだろうか。

さらに経済の世界ではボーダーレス化により世界同一価格の波が押し寄せ、電話料金の値下げ競争のように低価格化がまだまだ進もう。金融の世界でもビッグバンが、平成十年四月より外為法の改正でスタートし、大変革が起こっている。通信もビッグバンを迎えた。ベンチャー企業育成のために会社設立と同時にその会社の財務や販路拡大の面倒をみる本格的なベンチャーキャピタルが増えるとともに、エンジェル（個人投資家）も増加しよう。

そして、**第四はハイテクノロジーの進展である。**マルチメディアは二〇一〇年には一二三兆円の市場規模になるといわれている。社員全員にパソコンやザウルス等のモバイル機器、ハイテク機器をもたせる企業が増え、五万円前後の価格のパソコンも早晩、売り出されよう。パソコン通信のニフティサーブは四四二万人（平成一三年二月現在）近くの全員を集め、世界第三位の会員数のネットワーク（一位はアメリカオンライン〈ＡＯＬ〉）となった。

小中学生にもパソコンは普及し、ソフトすなわち教科書としてCD-ROMやインターネットを利用した教育は、政府のIT戦略と相俟って今後、急速に増えてくることが予想される。現在、教師では二~三割ぐらいしかパソコンが操作できず、教師のパソコン教育訓練は今や重要な課題になっている。日本政府もIT革命に必死である。毎年、東京ビックサイトで開催される「ビジネスショー」や東京国際フォーラムで開催される「ニュービジネスショー」でもIT革命の嵐が吹き、今やIT革命は時代の大きなうねりとなって、日本の産業・経済・社会を大きく変えていくことになろう。

マルチメディアを利用したテレショッピングは商社などが力を入れ、今後も衛星放送、デジタル放送の普及で伸びそうな気配である。また、日本でのインターネットの加入者は二、七〇〇万人(平成十一年末)ぐらいで、これを利用した通販、広告、教育、就職活動、商取引、商店街・地域の活性化、行政サービスの積極的利用等が活発になってきた。

ハイテク技術の進歩は、少しでも目を離すとわからなくなるほど急激である。時代に取り残されることがないよう、ウオッチし続けていただきたい。

情報社会の落とし穴

マルチメディアやインターネットの普及は情報量を一段と飛躍させ、ニュービジネスの原動となることは確実であるが、万能ではないことにも注目すべきである。使い方を間違えるととんでもないことが起こりかねない。とりわけ心配なのは、情報の洪水、つまり、情報の質、情報の意味が消え失せてしまいかねないという点である。

それは情報の押し売りである。もちろん押し売りされた人が悪いといえばそれまでだが、偽りの情報を見抜くことは至難の業である。情報の提供者は手を変え品を変えながら情報に味つけしておいしそうに仕立ててしまう。ついつい手を出しかねない。そしてその情報がなんの役にもたたなかったではあとの祭りである。

大事なのは、情報の送り手と受け手とのコミュニケーションである。情報の相互交流が密に行われなければ、情報に振り回されるだけになってしまう。

とくに商品がなかに介在する場合は十分な注意が必要である。テレビショッピングや通信販売での商品情報はじつに便利である。しかし映像やパンフレットからは、その商品の手ざわりや肌ざわり、香りや効能などはじかに伝わってこない。情報の送り手は、それが少しでもわかるような工夫をこらす。並大抵のことではないだろう。

しかも消費のニーズは多様化し、自分に合った商品へのこだわりを強くしている。情報化が進む一方で、逆に「フェイス・ツー・フェイス」のきめ細かなコミュニケーションの必要性が求められるのも事実である。

さらに見逃してはならないことは、大量生産・大量販売の時代は終わったということである。大量に商品をつくり、大々的な広告・宣伝を打ち店先に品物をそろえれば消費者が勝手に買っていくということは次第になくなってきた。

競合する商品が増えたこともあり、品質のよさが求められていることもあろうが、なんといっても、商品を購入するモチーフが、生産者から消費者に移ったことが大きく影響しているといってよい。

消費者主権の時代にあっては、ますます消費者と生産者のコミュニケーションが大切になってくる。とくに本書で紹介する健康食品分野では、いくらすばらしい商品といえども消費者のケアなど、きめ細かな配慮がなされなければ、ビジネスとしては成立しない。

なぜなら、健康食品を購入する消費者には、それぞれに異なった事情があるからだ。虚弱体質の人、アトピーの人、胃が悪い人など、改善したいことが異なっている。食べてからの反応もまちまちであろう。親身なサービスがビジネスを成功させるカギになっているのである。

情報化はすさまじい勢いで広がっているが、一方では、どうサービスの質を高め、消費者を満足させるかが大きなポイントであることを忘れてはならない。

事業を育てるには「感性、値ごろ感、顧客満足」が必須の条件

次に、ニュービジネス成功のキーワードとなる三つの言葉――感性、値ごろ感、顧客満足、について説明したい。どんな商品を事業化するかという場合、やはり重要になってくるのが〝感性〟である。研ぎ澄まされた感性で、何度も自分の事業を見直して、それが「楽しい」「ゆとり」「アメニティーを考慮した」「人に優しく」「社会に受け入れられるもの」「安心・安全」「楽しいこと」「いやし」かどうかを検討する。感性の中身も時代とともに変化する。たとえば、ＪＲ山手線恵比寿駅のそばにできたサッポロビール工場跡地の恵比寿ガーデンプレイスがなぜあれほどにぎわっているのかといえば、あそこが日本では数少ない大人の雰囲気をもった街だからである。今の時代に合った感性あふれる街づくりで、差別化に成功した例といえよう。

次に〝価格〟。「価値ある価格」こそ大事だという意味で、「値ごろ感」も大切にしなければならない。埼玉県の宝石店ツツミは、高校生でも買えるような二万円や三万円の宝石を加工して売り、多くの年齢層の客を集めている。アイワも大学生が買える価格の音響機器をつくり成功している。広島のダイソー産業が始めた「一〇〇円」ショップはいまや全国各地で大旋風を起こしている。

コンビニで地酒がよく売れるようになったのは、コンビニの客でも買いやすい価格の、小さいサイズの瓶にしたためである。ダイエーや西友では、会社帰りの男の人が二〇〇円や三〇〇円で買って帰れるような小さな花束をつくって、ヒットさせた。

このように品質を落とさず、顧客が価格を見て喜んで買えるといった買いやすい商品をつくる工夫は、もっとさまざまな分野でなされてもよいのではないか。

ところで、「値ごろ感」といっても、消費者すべてが、同じように感じるものではない。お酒がまったく飲めない人にとって一合五〇〇円は高すぎるだろうし、品薄で絶対にほしいという商品があれば、少しぐらい高額であってもその人は満足するに違いない。

要は、個々の消費者ニーズに合う値段を設定することが重要である。一方消費者は商品の訴求力や魅力、他の商品と比較するなどして十分に納得いくものを購入する心がまえが必要だ。

とくに健康食品の場合、一般には高額のイメージがまとわりつく。しかし、高額かどうかの判断は消費者が決めることである。酒、タバコ、暴飲暴食といった生活スタイルを考えずに、健康食品を食べても、効果はあがらないはずだ。

こういう消費者にとっては、購入した健康食品はとても高くつくだろう。逆に健康食品を愛用することで、健康への関心を高め、健全な身体を回復し、日々はつらつと生きることができるようになった消費者にとっては安い買い物といえるだろう。値ごろ感は、あくまで相対的なものであり、消費者の満足度に比例するのである。

そして〝顧客満足〟。リピート客を得るためには、十分な顧客満足が必要である。東京ディズニーランドは現在、リピート客が九割五分以上を占めているという。かつて満足を味わっているからこそ、「また行きたい」という気持ちになるのである。都市型ＤＩＹの東急ハンズのにぎわいも同じである。

このように、さまざまな分野で知恵と才覚を生かして伸びている会社はたくさんあるのである。託児所や輸入住宅等サービス業では、今後とくに、フランチャイズ・チェーン（ＦＣ）展開で市場シェアの拡大を図ることが、「スピード経営」の時代には大切である。事業のＦＣ化は日本では、なんでもＦＣ化する米国に比較すればまだまだ浸透していないが、事業拡大の有力な手段であり、女性や中高年、退職者層の会社づくりにも貢献し、雇用も増加させる。日本の事業経営者も、これからはＦＣ化をめざすのが得策であろう。

食生活の原点とは何か

ニュービジネスについての一般的な話はこれぐらいにして、本書のテーマと深くかかわる「食」と「健康」について一瞥しておこう。

本来、健康食品とは、現代の食生活では補給しにくい有効成分を提供して、人々の健康改善に役立つ食品である。

もともと、商品としては歴史があり、「草の根運動的」に庶民のなかから生まれてきたものだ。実際、ドイツでは百年以上の歴史をもっているし、たとえば、ドイツのレホルムハウスという健康食品の販売グループは、公的機関よりも厳しい自主検査機関を有し、その製品の安全性を保証しているほどである。

しかし現在、健康食品といえば、やっぱりアメリカであろう。消費者が中心となって、政府にも働きかけて強力な栄養改善運動にまで高めたり、全アメリカ健康食品協会を結成し、その発言力もかなり強力になっている。

最近ではインターネットや通販でとくに売れているのは健康食品で、なかでもビタミンショップは急成長市場として注目されている。ビタミンショップは薬事法の影響をあまり受けないし、自由に事業展開が可能な市場であるために、急激な勢いで伸びているのである。そこがアメリカと日本の大きな違いといってもいいだろう。

本来、健康食品は、文明が進むことにより出てくる食品公害から身を守り、自然食への食生活改善運動、病気予防のための栄養補助などの役割があり、「薬で病気を治す」ことではなく、「病気にならないためにどうするか」を目的としたものである。つまり、病気は食にあり、間違った食を改善し、自分の健康を守ろうとすることにある。

私たちの身体は、食べ物によって健康を維持、増進している。食べ物が私たちの血液となり、血液が私たちの六〇兆個の細胞を養って、脳、皮膚、肝臓、胃、腸などの臓器や各器官や組織をつくっている。

そして、正しい食生活、適度な運動、精神の安定、プラス思考で生きる(健康をつかさどるベータエンドルフィンという脳内ホルモンがたくさん出る）が、私たちを健康に導くといわれている。なかでも、いちばん大切なことは正しい食生活である。正しいというのは自然の法則にしたがった食事をとるということだ。

では、自然の法則にしたがった人間の適応食とはいったい何か。たとえば、蚕は桑の葉、ネコはネズミ、パンダは笹の葉、コアラはユーカリが適応食だ。歯の形、だ液、腸の長さと構造、そういったものに各動物の食べ物の適応食が現われている。

私たち人間は、でんぷん質を分解するアミラーゼが消化酵素の中心なので、穀物が適しており、また、長い腸から考えても菜食型である。したがって、穀物と野菜を中心として食べるのが伝統的な日本の食生活であり、これが適応食であった。

いま日本は世界的に長寿国といわれており、平均寿命は男女とも世界一である。

ところが、この記録はきんさん、ぎんさんのような、野菜と穀物を中心とした日本の伝統食を幼年期、青年期、壮年期を通じて食べてきた人たちによってつくられていることを忘れてはならない。

企業に社会的責任あり

いま、子供たちは欧米風、中年世代は和洋華混合の食生活で、穀物と野菜中心の食生活からほど遠くなっている。農薬や食品添加物も戦後大量に入ってきた。それによってガンや糖尿病をはじめ、さまざまな生活習慣病を生んでいる。一人当たりの医療費は年間二一万二〇〇〇円（平成七年度）に跳ね上がり、このような膨大な医療費を使ってもさらに病気が増えこそすれ、減ることはない。また、厚生省は平成十年一月三日付の発表で、平成七年度の国民健康保険の一人当たり医療費の全国平均額が前年比六・二パーセント増の三一万六千円で過去最高を更新したと発表している。もう一度、日常の食生活を考え直す必要があるのではないか。平成十年度では国民一人当たりの医療費が約二三万円、国全体としては約三〇兆円にもなっている。

日本人の伝統的な食習慣は、世界中に健康食のモデルとして広がっているが、本家の日本はだんだん欧米風になっている。米がパンに変わり、魚が肉に変わり、お茶がコーヒーに変わり、農薬や食品添加物に汚染された加工食品、レトルト食品が市場にあふれている。子供たちが飲む缶ジュースやケーキなどの砂糖づけ食品では、活力ある精神や肉体をつくることは難しい。こうしたことをもう一度、食生活の原点に立ち返って考えなければならないところにさしかかっているといえる。

日本の健康食品は、アメリカの影響を受けて広がってきた。健康食品は主として、栄養補助的食品と自然食品で構成されている。健康食品がこのようにブームになり定着してきた背景には、忍び寄る高齢社会、食品公害があるが、アメリカのノーベル賞学者が「ビタミンCを大量に飲むと風邪は防げる」といったとかのニュースが大きく影響したといわれている。

また、一九八四年、薬事法との関連で、厚生省が「無承認無許可医薬品の指導取り締まり」を一部改正し、厳しい規制を行ったことから、数多くの健康食品が姿を消したこともある。

現在は、厚生省の肝煎りでつくられた財団法人日本健康・栄養食品協会があり、厳密な審査を通過した食品のみに認定マークが交付され、消費者の判断基準になっている。ちなみに本書で紹介する玄米酵素「ハイ・ゲンキ」は、植物発酵部門の認定第一号の健康食品である。

健康食品が栄養のアンバランスを解消するために有効であることは広く認知されている。薬には副作用があるが、健康食品なら安全だと考える人もけっこういるし、何をいわれようと黙ってビタミンCとEを飲み続けている人も少なくない。厚生省も最近では機能性食品などというジャンルを設けて、審議中である。

健康食品あるいは健康食品的なものは増えこそすれ減ることはない。それは、健康で長生きしたいというのが、全人類の古来からの悲願といってもいいからだ。今後、高齢社会の到来を目前にして、正しい食生活の有様がより問われるのは間違いない。

また、現在の食生活を補う役割として健康食品や各地で行われる健康セミナーや健康機器への関心はますます高まり、健康産業はもはやニュービジネスの域を脱し、時代の寵児として二十一世紀を担う基盤産業としての地位を築くことになろう。

この分野で大いに注目されているのが、「食生活の改善で真の健康をお届けする」をモットーに、創業以来四半世紀にわたって地道に玄米食推進活動を行っている「株式会社玄米酵素」である。

私がこの会社に注目した理由は、健康産業のなかで一貫して自分の信念を貫いてきた同社の代表取締役社長・岩崎輝明氏の人間性や無欲の経営姿勢に心を打たれたことにある。初心に立ち、常に原点を見続ける熱いまなざしと行動力には驚かされる。何かにつかれているようでもある。それは企業の目的がしっかりしているからだと思う。

健康食品はけっして新しいビジネスではない。しかし着想や経営姿勢はじつにユニークだ。「食の原点に還れ」とは、ごく当たり前のことなのかもしれないが、欧米の食物に慣れ親しんだ「食」のスタイルを変えることは難しい。変えるためには勇気と哲学が必要である。

しかも、日本人の食生活がいまのまま続けばどんなことになるか、前述の指摘のごとく医療費の増大と負担の重さに耐えきれなくなる日本の姿に対する危機意識もあるだろう。

そこに、企業の社会的意義と使命感が生まれ、新しい理念を掲げる企業が登場するのである。同社の軌跡は、二十一世紀企業として存立する企業の条件を示唆しているのである。

第2章

成功へのプロセス
――「志」と「師」、
そして「信頼」

新天地を求め、高校半ばで家を飛び出す

株式会社玄米酵素の経営姿勢は創業者である岩崎輝明氏の人生の軌跡、そして社会や健康に対する考え方そのものである。それを知るためにも、ここでは岩崎（以降敬称略）が歩んできたこれまでの足跡を振り返って紹介することが、もっとも適切であろう。

岩崎輝明は一九四四（昭和十九）年十月、札幌で生まれた。空知の月形町で小、中、高校時代を過ごす。子供の頃はやんちゃ坊主で勉強嫌いだったが、スポーツが好きで、中学時代は柔道部のキャプテンを務めた。「負けず嫌いで正義感の強い少年」だった。

しかし、岩崎の人生は月形高校へ入学してからまもなく一つの転機を迎えることになる。高校入学後、上級生が弱い下級生をいじめていることに立腹した岩崎は、級友の制止も聞かず、取っ組みあいのケンカをして一週間の停学を食らう。

「自分に悪いところはない」と、最後まで意地を通したが、停学処分は素直に受けた。長兄が大学進学を希望したこともあって、建具業を営む父親から家業を継ぐようにいわれ、いったんはその気になって働いたが、長続きはしなかった。

「小さな町にこもっていては、先が見えすぎていかにも寂しい。もっと自分の可能性を試すことができる仕事をしてみたい」と、十八歳の夏、新天地を求めて家出同然に札幌に出

た。無からの出発である。

しかし、世間は甘くなかった。新聞の求人広告で見つけた繊維問屋は、三ヵ月で「見込みなし」とクビになった。二度目に勤めた繊維問屋では「同じらく印は押されたくない」と、歯をくいしばって頑張った。当時はまだ丁稚奉公の名ごりが強く、早朝から商品の整理、荷造り作業、そして自転車をこいで遠くまでの配送に明け暮れた。しかも、給料が安くて、背広もなかなか新調できず、いつも古着のままだった。

二十歳を過ぎて、やっとチャンスがめぐってきた。当時、社内で花形だったセールス係に欠員ができて、ピンチヒッターとして抜てきされ大活躍のチャンスを与えられたのである。

「一人前の仕事をしても当たり前のことだといわれる。二人前、三人前分をこなして初めてチャンスをものにできるんだ。」

この決意に裏づけされた岩崎の成績は目を見張るものがあり、上司の信頼を得てセールスのトップに立つまでになった。

岩崎にはもともと営業が似合っていたようだ。人柄もよかったのだろう。父や母からたたき込まれた教訓もよみがえっていたに違いない。それは「信用第一」ということだ。これはいまも続いている。「自分には天からただ一つ与えられた才能があったのだ」と感謝の気持ちを常にもって、営業活動に励んだ。

三十代のベテラン社員に負けない成績が続き、営業に抜てきされて一年後には二十一歳で最年少の課長に昇進した。この課長昇進が、後に彼の人生を決定づける玄米酵素と結びつくのだから、人生はわからない。

やがて、二十二歳の誕生日を過ぎて、同じ職場にいた美人の洋子（現・（株）玄米酵素常務取締役）と結婚する。

「とにかく、頑張り屋でした。でも、いちばんひかれたのは〝純粋〟なところ。なにより大切なことだと思いました。」

この洋子夫人の言葉は、いまも夫婦の間に生き続け、のちに岩崎がドン底に落ち込んだときに大きな励みになっている。

課長に昇進したのちも仕事は順調だったが、一つだけ健康に大きな不安を残していた。とくに重症というわけではないが、慢性の胃炎、食欲不振、不眠症に悩まされ、体重は四七キロを超えたことがなく、いつも「顔色が悪い」といわれていた。

しかも、洋子夫人と幼い子供二人も虚弱体質だった。なかでも次女は一歳のときに脱水症で生死をさまよったこともあった。家族そろって病院通いが多く、健康保険証の記入欄がいっぱいになり、紙を貼って継ぎ足して通院した年もあった。

病院のクスリではもの足りず、近くの薬局から他の薬品やビタミン剤を買っては併用したが、家族の健康はいっこうによくならなかった。

岩崎の悩みは頂点に達していた。あの輝かしい元気はつらつと営業活動に明け暮れていた自分はどこにいったのだろうか。満身創痍のなかで、岩崎は故郷のことを思い浮かべていた。

「石狩川のほとりで、六畳一間に六人で寝ていたではないか。あのとき、誰も苦しい顔などしていなかった。兄貴と取っ組み合いのケンカをしたではないか。いまはじっと耐えるしかない。じっと運命の流れを見つめて少しずつ取り返していくのだ。きっと鞍馬天狗が現れる。騎兵隊のラッパが鳴り響く。いまこそ父親が黙々と祖母の負債を返していたあの姿に学ぶ必要がある。」

そんなとき、食事を玄米食に切り替えて、高血圧を根治したという人と知り合った。玄米は健康によいという話は耳にしたことがあったが、「身体が弱いのは、日常の食生活の間違いに起因しているのだ」と、玄米自然食を強く奨励する話に心を動かされ、さっそく圧力釜を買ってきて、家族そろって玄米食に挑戦した。インスタント食品、加工食品、清涼飲料水、スナック菓子などはできるだけ遠ざけ、味噌、醤油、塩は加工されない自然製法のものに変えた。

しかし、圧力釜で炊いた玄米は、夫婦には何とかがまんできたが、幼い子供たちの口にはなじまない。消化不良を起こすことも度々あって、三ヵ月で断念せざるを得なかった。「真の健康は食生活の改善しかない」と、自分でも納得し、やっと見いだした救いの道を簡単に諦めることができず、玄米をベースにしたほかの食事法をひたすら追い求めた。

人生を決定づけた岡田悦次との出会い

人との出会いが人生を大きく変え、それがかけがえのない財産になることがある。岩崎は出会いをことのほかに大切にする。

柳生家の家訓に「小才は縁に出会って縁を知らず、中才は縁に出会って縁を生かせず、大才は袖擦り合った多生の縁をも生かす」というのがあるが、岩崎は玄米酵素の〝普及心訓〟のなかに「縁と出会いを大切に」とうたっているのがそれを如実に示している。

人との出会いを大切にすることは、ニュービジネス成功の大きなキーポイントだといっていい。

千葉県の市原市に住み、同社の相談役だった岡田悦次（故人）との出会いは、岩崎輝明の人生を大きく変えることになった。

岡田は苦労の末、玄米の発酵に成功。消化の悪さを改善して食べやすくした玄米酵素という健康食品の研究に取り組んでいた。岡田は、勤め先の運輸会社の古い倉庫の一部を研究施設に当て、自らの手で発酵させた玄米酵素を社員の健康管理に使用していた。地味ながら、医師が見直すほどの好データを残していた。

これを知った岩崎は、一瞬頭のなかをよぎるものがあった〝霊感〟。といってもよい「おどろき」であった。まず、夢が先行する岩崎にとって、この話は聞きずてならない。かねてから独立計画を練っていた岩崎にとって事業目的が具体化するのではないかとの期待感、「ひらめき」が芽生えてきた。そこで岡田から玄米酵素を大量に取り寄せ、家族そろって試食することを決めた。半信半疑ながら、その効果が出てくる日を祈るような気持ちでじっと待った。

玄米酵素を摂取して三ヵ月を過ぎたころ、食欲が旺盛になり、いつも青白かった顔にポーッと赤味がさすようになった。持病の慢性胃炎がいつの間にか消えている。妻も子供たちの健康も見違えるほど好転した。岩崎の勧めで玄米酵素を食べ続けていた両親や弟の正明、知人からも感謝の声が相次いだ。

岩崎はすっかり玄米酵素のとりこになってしまった。これなら事業化できると「ときめき」、多くの人々に福音を与えることができるとの確信をもった。そこで岡田と会って玄米の効力とその製法の奥義をくわしく知るため、一九七一年春上京した。

エンジニアだった岡田は学究肌で、実直な人柄がにじんでいた。岡田は心臓病、慢性胃痛、肝臓疾患と、多くの病気に悩まされてきたが、思い切って、食生活の改善に挑戦し、自ら開発した玄米酵素で、みごとに病気を克服した体験談を熱心に語ってくれた。

「玄米から栄養源の胚芽と表皮を削りとった白米食は粕（かす）で、病気の根源である。

これに食事が肉食中心だったり、加工食品で占められると、とくにビタミンやミネラルなど微量栄養素のアンバランスを招いて、体内の酵素活性が著しく阻害される。『文明病は"食源病"』だという学者もいるが、そのとおりだと思う。玄米酵素は主食の欠陥を補い、食生活改善の中心的存在になり得ると信じている。」

まだ研究途上だが、理論と実践を踏まえた岡田の話は確信に満ちていた。

玄米酵素の魅力にとりつかれ、願わくば、ライフワークにしてもいいとさえ考えていた岩崎の身体に熱いものが走った。まだ完成品ではないが、岩崎はすでに玄米酵素のすばらしさを体験している。商品の魅力は十分だった。なによりも研究者としての岡田の人間的な魅力と風格のすばらしさに、これは本物だという確信をますます強めていった。資料もそろっているし、岡田の話も理路整然としている。大勢の人々が喜んでくれる姿を想像して「かがやき」の気持ちが沸騰してきた。

「こんなにすばらしいものを商品化すれば、大勢の人たちのためになる。僭越ながら私が独立して販売の任務をお引き受けしたいと思いますが、いかがでしょうか。」

思わず、岩崎は申し出た。この唐突な切り出しに、岡田は一瞬とまどったが、やる気がみなぎる岩崎の真剣なまなざしに、誠意と信頼を感じとったのだろう。

「私も商品化を夢みていた。あなたが本当にその気持ちになっているのなら、あなたの若さにかけてもよい。一緒にやってみますか。」

二人はがっちり握手した。岩崎は岡田との出会いを運命的な出会いと感じて、”よし、やるぞ！“と「やるき」を固めた。これが玄米酵素の事実上のスタートだった。札幌に帰ってきた岩崎の行動は素早かった。これまで九年間勤めてきた繊維問屋と玄米酵素販売の二足のワラジは許されない。将来に希望を託し、脱サラを決意し、起業家として再出発した。

岩崎は当時を振り返って次のように語る。

「岡田悦次先生は無欲の人で、玄米酵素を売って大もうけするという感覚はもっておられなかった。人々を健康にすることが自分の喜びだということしか頭になかった。そうした印象を受けたからこそ自分はこの事業をやろうと思った。もし、玄米酵素を売ってもうけてくださいということのみであれば、私はこの事業をやらなかっただろう。」

岩崎は、世のため人のためにかならず役立つ事業だと確信した。

自然食ブームに乗って急成長

一九七一年十月、岩崎は札幌市北区新川の自宅に事務所を開き、若き経営者のスタートを切った。岡田が市原市の工場で製造した玄米酵素を、岩崎が北海道で普及し、販売する。商品は満足できるものである。あとは、岩崎の得意とする営業力にかかっている。そう思うと、岩崎の身体には熱い血が流れていくようだった。

自宅を事務所にスタートした玄米酵素の普及活動は、地味ながら徐々に基盤を築いていった。当初、玄米酵素をデパートや薬局に持ち込んだが、受け付けてもらえなかった。そこで玄米酵素を試食して、病弱な身体が快方に向かっていった人たちに会員になってもらい、販売に協力してもらうシステムを採用した。口コミセールスである。それが功を奏し、愛用者も着々増え、口コミによって玄米酵素は徐々に広がっていった。しかし、商品として他人に買ってもらうためには、それなりの知識とそのよさを理解してもらうための説明が必要だ。ひたすら玄米酵素についての勉強は欠かせない。ただ、岩崎の強みは、玄米酵素を自分で食べ続け、その効果を確実に感じていたことであった。白米と玄米酵素の栄養価の違いもはっきりしている。こうした確かな手ごたえに、岩崎は正式に会社を発足させることにした。一九七二年のことである。一九七二年十月、株式会社北海道酵素（資本金五〇万円）を設立、事務所を札幌市北区北二三条西四丁目のビル内に構えた。

この頃から公害問題が全国あちこちで火を噴き、その反動で自然食ブームが到来し、玄米食も見直され始めるようになった。いわゆる〝追い風が吹く〟というフォローの風である。

ニュービジネスが成功する大事なキーポイントとして、〝吹いてきた追い風にうまく乗る〟、時代の流れに適合するということがある。

工場のたれ流しによる水俣病、カドミウム汚染が原因のイタイイタイ病、森永ひ素ミルク事件、サリドマイド奇形児、キノホルムによるスモン病、そして、化学肥料による農薬公害等々、食品公害時代の幕開けを思わせるような深刻な事件が連日、新聞やテレビをにぎわした。このため、玄米食から始まる自然食がにわかに脚光を浴びることになった。

岩崎の身辺がにわかに忙しくなってきた。これまで相手にしてくれなかったデパートや薬局の店頭に玄米酵素が並べられるようになり、さらに旧電電公社（現ＮＴＴ）、市役所、郵政局など官公庁の出先店からの注文も相次いだ。岩崎が興した事業はこの頃を境に急激に拡大をとげていった。好業績が続き、玄米酵素はいつのまにか自然食のリーダー的存在として浸透していった。

玄米酵素を食べる人も増え、口コミによる拡大も相変わらず続き、売上げも急激に拡大した。一九七三年十月の第一次オイルショックのときさえも影響はなかった。岩崎は、玄米酵素によってみんなに感謝され、支持されていることを実感していた。会社は一九七三年に資本金を二〇〇万円に、翌七四年には五〇〇〇万円に増資し、企業としての基盤を着々と築いていった。

一念発起、ピンチはチャンス

人生でも企業でも継続していくことだけでも大きな意義があるのに、常に変化する時代に即応し、事業を継続、拡大していくことは並大抵の努力ではできない。

経営に波はつきものである。自然食ブームにのって順調に事業を拡大してきた株式会社北海道酵素が、突然の嵐に見舞われたのはちょうど社名を「株式会社玄米酵素」に変更する直前のことだった。しかも〝敵〟は内と外からやってきた。まるで岩崎を四面楚歌に追い込むように――。

内憂外患の〝内〟は、信頼していた専務と常務の反乱だった。会社の資本金を五〇〇万円に増資したときに、専務と常務が岩崎に社長降格をいい渡してきた。しかも、会社の株式の過半数は彼らに握られていたことに無警戒だったのだ。

創業してちょうど三年目（一九七四年）、事業の拡大ぶりに少し調子に乗っていた岩崎は、札幌の歓楽街ススキノに通ったり、青年会議所の付き合いなども増え、外出することが多くなり、その分、社内の管理に手落ちがあったのだろう。そのしっぺ返しがきたわけである。

「創業者は私だ。そんな無茶な申し入れに応じられると思うのか。」

岩崎は怒りをぶつけて、反乱を無視しようとしたが、二人は強硬だった。

「理由はいちいち申し上げられません。ただ、いまの社の状況（株の配分）と将来を考えて決めたことです。」

話し合いはうまくいかず、トラブルはこじれて長引いていった。このままでは社業に悪影響が出ることを危惧した岩崎は数日後、自分が一歩譲り、会社を二つに分け、製品の販売権を半分、専務と常務に譲ることで決着をつけた。

しかし、災難はそれだけにとどまらなかった。今度はもっとダメージの強い追い打ちパンチに見舞われた。一九七五年九月、同社の玄米酵素を愛用して健康を回復した人たちの体験談を収録したPR誌が厚生省から厳しくたたかれ、薬事法違反として警察から摘発を受け、新聞やテレビで大きく取り上げられたのである。

この事件をきっかけに、官庁やデパートから商品がすべて返品され、銀行からの融資も一切断られ、社員も岩崎本人と洋子夫人を入れてたった三名に激減してしまった。もうどうにもならないところまできてしまったのである。

岩崎は何度も会社経営をやめようと考えたという。そしてついに会社をたたもうと思い、最後に托鉢のつもりで商品をもって札幌市内を一軒ずつ歩いてみようと思った。札幌市内の北の端から一軒ずつ回りはじめたが、どの家もドアを固く閉ざし、話も聞いてもらえない。商品は売れるどころか、庭の花畑に入ったといってはどなられ、犬には吠えられと踏んだり蹴ったりであった。

ある日の昼、住宅地内の小さな公園で洋子夫人がつくってくれた握り飯をほおばりながら、惨めにうなだれていたときのことである。

岩崎はハッと気づかされた。

「この仕事をやめたらどうなるだろう。人々がこのまま今の間違った食習慣を続けている限り、様々な慢性病が繰り返される。これらの不幸を玄米酵素で救うことが出来るのだ。これを自分の都合や力不足で止めることにでもなれば、自分は大変な罪を背負うことに気がついた。人さまの健康を祈って始めたこの仕事は、いい換えれば神さまの使いであり、そう簡単に投げ捨ててはいけない。投げやりに一軒ずつ歩くのではなく、神さまの使いになったつもりで一軒、一軒、心をこめて訪問してみよう。」

こうして気を取り直して回り始めた最初の家で、たまたまある宗教の集会を開いていた。邪魔になるかと思ったが、岩崎は真しな姿勢で家主に商品の説明を始めた。

「たとえ断られようが、私は動じない。」

必死の思いであった。岩崎の熱意が相手に伝わった。その家主は話を最後まで聞き、商品を買ってくれた。それをきっかけに札幌市内の新興住宅地では一〇軒のうち五軒の割合で、玄米酵素を買ってくれるような日もあり、確かな手応えを感じ始めていた。

熱い励ましに再起を決意

専務と常務の反乱、薬事法違反というダブルパンチに見舞われた岩崎を「川に落ちた犬はたたけ」とばかりに、それまでの得意先や銀行は冷たい仕打ちをしたが、そんなとき、岩崎を救ったのは旧知の友人や先輩だった。

薬事法違反で摘発されたとき、岩崎は札幌青年会議所に退会届けを出した。「ご迷惑をかけました」とわびを入れると、「会員は全員、あなたを信じている。これは我々には受理できない」と退会届けを受理せず、逆に、岩崎を励ましてくれた。これはいまもって岩崎の脳裏に鮮烈な印象となって残っている。

また、日本商工振興会会長の伊藤小一は、「ふんどしを締め直してもう一度がんばれ」という意を込めて、一ダースのふんどしを送ってくれた。富士メガネ会長の金井重博は、「自分の信念が正しいと思ったら、仕事を再吟味してあくまでも貫け」と、新聞や雑誌から切り抜いた自然食関連の資料を度々送ってくれた。

先輩のなかには、玄米酵素を何ケースもいっぺんに購入して援助してくれた人も少なくなかった。こうした有形無形の涙の出るほどうれしい励ましに、岩崎は決意した。

「絶対にやめてたまるか、絶対に復活してみせる。励ましてくれたみんなに恩返しをするんだ」と口にこそ出さないが、心に強く誓いながら、札幌市内を一軒、また一軒と回って歩いた。

そうした岩崎の努力と、洋子夫人の笑顔を絶やさない心くばりが天に通じたのか、一九七七年になると、明るいニュースが飛び込んできた。

分裂していった元専務が「会社を君に譲り、元に戻したい」と訪ねてきたのだ。否応もなかった。岩崎は元専務の会社の在庫を五〇〇〇万円で買い取り、二社を統合し、社名を「株式会社玄米酵素」に改めた。

ここで岩崎は、創業時の精神に立ち返り、ゼロから出発するつもりで業務の見直しを図ったのである。

災いは自分に原因があると思え！

会社はいきなり大きくなるのではなく、曲がりくねりながら、らせん状に大きくなっていくものだ。「ピンチはチャンス」という言葉があるが、会社の分裂や薬事法違反で摘発されるなかで、岩崎が災難にも負けないで再起できた背景には、「災いはすべて自分に原因がある」という経営哲学、人生哲学が大きく影響しているといっていい。一般に会社を設立して十年目ぐらいにちょうど第一の難関がやってくるものだが、そう簡単に成功するものではない。修羅場をくぐり、その状況を真摯に受け止め、災難のもとは自分に原因があると反省することが、次のステップにつながるのだ。人間は悪いことがあるととかく他人のせいにしたがるものだ。しかし、こうした態度は飛躍のクッションにはならない。自己反省こそが、その人間を大きくするのである。

「自分が悪かったから会社が分裂し、薬事法違反に問われ、自分が間違っていたからこそこうした災難を招く結果となった。病気になるのも、自分が間違ったことをするから病気になったのだ。」

こうしてふりかかる災難を真摯に受け止めたからこそ、再起を果たすエネルギーを得ることができたのである。

天台宗を興した最澄が一二〇〇年前にすでに「道心に衣食あり」と指摘している。"道心"とは、道に叶った高い精神で人々や社会につくすことを意味する。柔道、剣道、華道、茶道などを含めていろいろな道があるが、その道を踏み外さずに真摯に歩いていけば、モノやカネはあとからついてくるということである。

しかし、モノ、カネばかりを追求し、道心をないがしろにすると逆にトラブルに巻き込まれ、人に恨みを買って破綻するということである。そして志が低ければ途中で崩れてしまい、結果的にものごとは失敗に終わってしまう。

つまり、本当に道心を貫いて一生懸命その道を歩めば、多くの支持者に恵まれ、災難にあっても周囲が支えてくれ、再起への大きな原動力にもなる。

岩崎がこうした信念を貫いて一生懸命、道心を求めてきたからこそ、内憂外患のダブルパンチに見舞われても、再起することができたといっていい。そこで邪念におぼれ、玄米酵素でもうけてやれ、と思っていたら再起はできなかっただろう。

また、「会社を何のためにつくったか」という創業時の精神、原点を忘れていなかったこと」も大きい。

「株式会社玄米酵素の存在意義は、玄米酵素を売ってもうけることではない。世の中の幸せのもとである真の健康のために、玄米酵素を広めて、皆様に健康で幸せな人生を送ってもらうためである。そのために存在している。」

こうした岩崎の信念があったればこそ、ご利益として会社が伸びていったのである。岩崎の軌跡から指摘できることは、世の中に立派な明徳（自然の法則を明らかにして人々や社会につくすこと）をやれば、ご利益はしっかり後からついてくる。つまり、自分の利益だけを考えるような人は成功しないということである。

結局、自分の事業や商品が社会に受けいれられるかどうかである。企業でも商品でも長く存続するための条件は、普遍的な有用性がなければならない。だから、たんなる思いつきで商売をやったのでは、一時は騒がれるかもしれないが、三十年はもたない。よくいわれるように、そこには「企業三十年説」の根拠があるのではないかと思われる。

事業で成功する三つの「し」

岩崎は、事業で成功するには三つの「し」が重要だと指摘する。一つ目の「し」は「志」

をもつことである。それも高ければ高いほど意気盛んに、という吉田松陰の言葉を引用しながら、京セラの創業者である稲盛和夫の次のような言葉を口にする。

「志の低い人はすぐにその目標に達してしまうので、後は自分の快楽ばかりに目を向けてしまう。人間はみな弱い生き物だから、快楽を求めてしまうとすぐそこに流れ込んでいく。だから、志は高く、高くしなければならない。」

その考え方が一生を決めるということである。

二つ目の「し」は、人生の師をもつことである。岩崎は高校を退学し、家出をし、何も誇ることがないような人生を送ってきたが、彼がここまでやってこられたのは師と仰ぐ人がいたからだという。岩崎には盛和塾生として京セラの稲盛和夫氏をはじめ、芝寿し会長の梶谷忠司氏、装道理事長の山中典生氏をはじめ多くの師に恵まれている。

三つ目の「し」は、詩、すなわちロマンである。人生二度なし、一度きりの人生を、ロマンを持って事業と取り組むことである。

岩崎の心に刻み込まれた三つの「し」はきわめて単純である。しかしその意味するところはじつに大きい。

一般に、「志をもって生きる」といわれてもなかなかできるものではない。頭ではわかっていても、それを行動に移し、しかも持続させるには相当の覚悟が必要だ。覚悟というより、それは使命感に近いかもしれない。

使命感は相手があって初めて生まれるものだ。自分のことだけを考えていては、使命感は生まれようがない。「誰のために」「何のために」が鮮明になればなるほど、「志」は高く強くなるといってよい。岩崎はこれまでの軌跡のなかで、あらためて「志」の大切さを認識したのである。

二つ目の「師」も貴重な教訓だ。いくら自分が正しいと思ったとしても、それだけでは周囲を引き付けることはできない。ひとりよがりであることのほうが多いかもしれない。常に「師」と仰ぐ人間がいてこそ、自分の真の姿が映し出され、その後の方向が定まっていくのである。

「師」をもつということは自分を絶対視しないということでもある。常に自分を高めるための姿見が必要なのである。

三つ目の詩、ロマンは、あらゆるエネルギーをも生み出し、生き甲斐、やり甲斐でもある。

劣勢なとき、優勢なとき、状況は刻々と変化するが、信頼を生み維持するためには、やはりそこに「志」がなければならない。

岩崎が指摘する三つの「し」はそれぞれが有機的につながり合っている。一つ欠けても事業は成功しない。

マスコミを味方につける

一九七七年に会社が一本化してからの株式会社玄米酵素は、販売システムを一新し、当時の総理大臣・中曽根康弘氏が同社の玄米酵素を愛用していること、また、西武ライオンズの広岡達朗監督が選手の健康づくりに同社の製品を採用したこと、などが伝えられて、玄米酵素は北海道だけでなく本州に広がっていった。

また、映画「ラストエンペラー」で、アカデミー賞（音楽部門）を獲得した坂本龍一氏が監修した著書『気分転換法77』（扶桑社）のなかで、坂本氏自身が、

「玄米酵素を食べる（というより飲んでいる）と、出てくる大便が毎日、均質になってくる。というと下品だが、正確にいえば、毎日キチンと出るばかりか、やや軟らかめの、黄土色の便がスルッという感じで出る。紙を使う必要がないくらいキレイに出る。まあ、それだけなら驚かないのだが、一日五グラムぐらい玄米酵素（顆粒状の薬のようなもの）を飲んでいるだけで、たとえその日にビフテキを食おうが、カレーを食おうが、チリビーンズを食おうが、まったく同じ便がでる。感動的だった（以下略）。」

と、実にリアルに、玄米酵素の特徴を伝えてくれるなど、薬事法違反に問われるほど苦しい普及活動に明け暮れた時期がまるでウソのように思えるほど、玄米酵素の愛用者が底辺を広げ、ＰＲしてくれるようになった。

そうなると現金なものでマスコミも黙ってはいない。週刊誌や民放のテレビ局がワイドショー番組で玄米酵素を取り上げるなど、玄米酵素はまるで時代の寵児として、ふたたび脚光を浴びはじめたのである。

しかしマスコミは両刃の剣である。利用価値も大きいが、敵にまわすと恐い存在となる。岩崎に神が味方した。マスコミに広告をうち大々的に玄米酵素を販売することは岩崎の意に反していたが、その効果を有名人が打ち明け、マスコミに載ったのである。やはりそれも岩崎の「志」が通じたということであろう。よく「運も実力のうち」といわれるが、「運」は黙って拓けるものではない。「運」を呼べる人というのは、前項で述べたが三つの「し」を着実に実践している人である。すぐに結果を求めているのではなく、行動のプロセスを大事にすることで、おのずと結果が出てくるものだ。たしかに結果重視が優先されることもあるだろうが、「結果よければすべてよし」という考え方には危険も伴う。「何をやってもかまわない」ということを暗に認めてしまうことになるからだ。

マスコミを味方につけながらも、岩崎の事業展開はあくまで口コミを貫く。そこには、結果よりもプロセスを、目に見えない消費者ではなく、目に見える個々の消費者「個客」を大切にする岩崎の「志」をみることができる。

商品への絶対的な自信

岩崎がどんなに苦労しても玄米酵素を諦めなかったのは、商品に絶対の自信があったからである。まさに「玄米酵素こそわが命」と思っていたからだ。

そのために岩崎は品質管理には相当神経を使い、玄米酵素の公的な食品分析も定期的に行い、常に商品の絶対的な信頼と保証を得ることに傾注した。この分析結果は岩崎の玄米酵素への絶対的な信頼を裏づけるものになっているといっていい。

というのも、玄米を発酵してつくる玄米酵素「ハイ・ゲンキ」は、発酵することによって消化酵素が多く含まれ、ビタミンB複合体が増えてくる。また、玄米そのものにはない、活性酸素を除去する酵素（ＳＯＤ＝スーパーオキサイド・ディスムターゼ）が大幅に増えるからだ。

人間が老化したり、ガンや生活習慣病にかかるのは、ほとんど体内で生じる活性酸素によるものだということはすでに証明されている。鉄や油が酸素に触れると酸化するように、農薬や添加物、間違った食生活、ストレス、マイナス思考の生活では活性酸素が体内にできる。

この活性酸素を除去する酵素は、若いうちは体内でたくさん分泌するが、年齢を経るにしたがって分泌量は減少していく。二十五歳を過ぎると体内で生じた活性酸素が消えにくくなり、それが原因でシミ、ソバカス、しわ、白髪、病、ガンの原因になることもわかっている。

食品添加物の権威である同志社大学の西岡一教授に、玄米酵素が活性酸素とどうかかわるかを実験してもらったところ、西岡教授自身が驚くほど、活性酸素を消す酵素が多いという結果がでた。また、活性酸素を一〇〇パーセント消したという実験報告もある。

こうした実験結果を踏まえる毎に、玄米酵素「ハイ・ゲンキ」が白米食、肉食中心の食生活に陥っている人々の食生活の改善に役立つことが確信されてきた。

玄米酵素にかぎらず、消費者は商品に魅力がないかぎり絶対に購買しない。最近では広告イメージの効果が喧伝される傾向があるが、たんなる見かけだけのものは、自然と消費者から見離されてしまう。

ましてや後述するように、玄米酵素の販売は口コミによって行われている。販売する側も商品に対する絶対的自信がないかぎり、販路は拡大できない。しかも玄米酵素という商品は、まず自分が試食し、その効果を体験することで口コミで普及していく。販売者、購買者双方が、お互いに玄米酵素のよさを確認していく作業である。ただ店頭に商品を並べるのとはわけが違う。

玄米酵素という商品をもとに、成分をはじめ、健康に対するトータルな認識を高めていくのである。

感動の出会いが強力なエネルギーに

七〇年代後半の健康食品をめぐる環境は、成分分析も行っていない、正直いっていかがわしい商品が多くみられたことも事実である。岩崎が販売してきた玄米酵素は確かに体験者の声を聞く限り満足すべきものであり、商品の確かさもその声で十分に裏打ちされるものだった。しかし、岩崎は品質管理についてはあくまでも貪欲な姿勢を崩さなかった。そうした経営姿勢がやがて一人の強力な援軍と岩崎が出会うことになる。

それは日本東洋医学会理事、同北海道支部長で北海道大学名誉教授の高橋義夫氏(故人)、その人であった。

高橋義夫氏との出会いを、後に〃身体が震えた〃と述懐する岩崎は、初対面でいきなり、

「私の理念は、正しい食生活の普及にあり、玄米酵素は私どもの苦心の製品だが、あくまでも従であることを肝に銘じて社業に励んでいる。」

と、本音をさらけだして訴えた。

岩崎の熱意に打たれた高橋義夫氏は、玄米酵素を自ら愛用し、顧問医師の要請を快諾する。これが後の岩崎の大きな原動力、エネルギーになったことは間違いない。岩崎にとっては感動の出会い、巡り合いであった。

こうして玄米酵素のファンが増加するにつれ、会社も大きくなり、一九八三年七月に自社ビル、第一酵素ビルを新築して本社を移転した。そして翌八四年には資本金を一挙に二〇〇〇万円に増資したのである。

「男たるもの、一生の間に三度は家を持って出世したい。」

この道に入る前に、岩崎が自分にいい聞かせた誓いが、三十歳後半で達成されたのである。

また、酵素の発酵が北海道の気候に適している、と知った岩崎は、石狩郡当別町中小屋に、玄米酵素の中央研究所北海道工場を建設。敷地は八〇〇〇平方メートル、バイオテクノロジーを駆使した最新の発酵機、分包機が備えられ、スタッフは所長以下、五〇名を擁している。

微生物による発酵のため、工場内の衛生管理は厳しく、外部からの見学者はガラス戸越しにしか中を

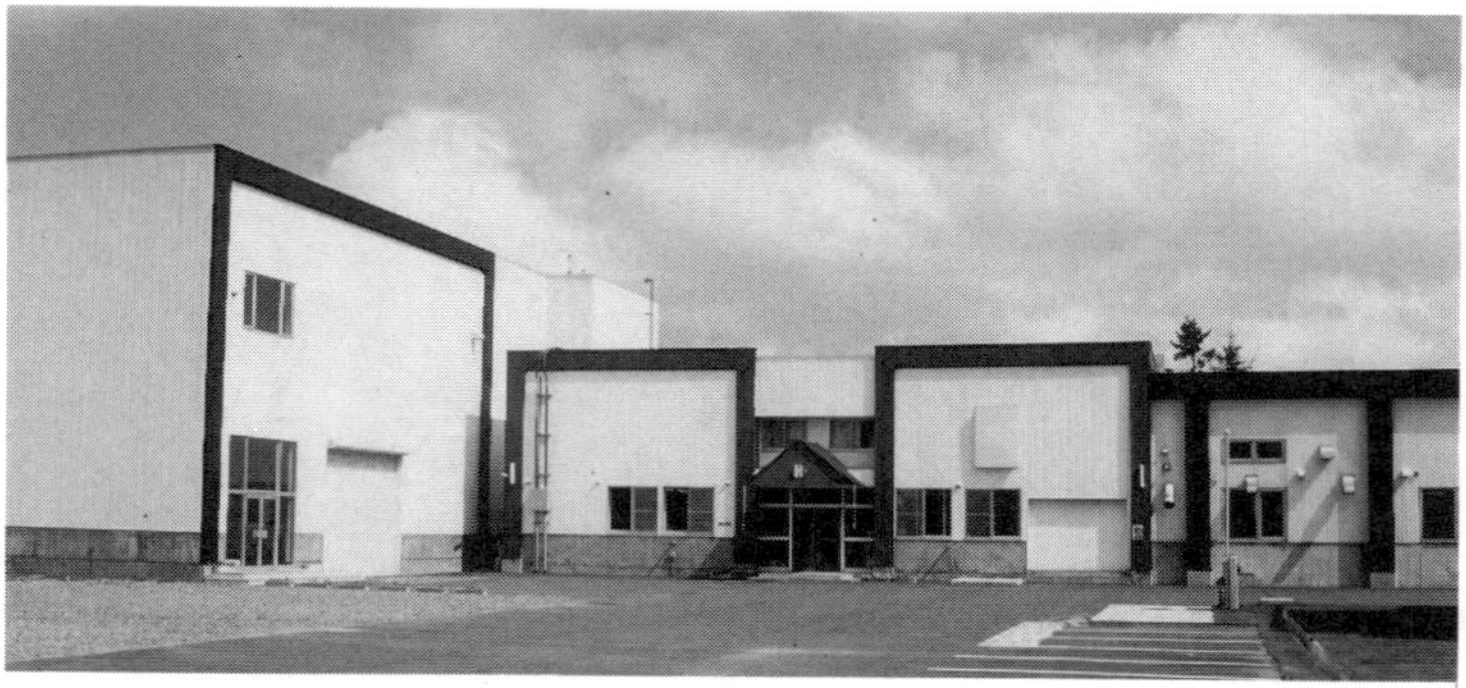

中央研究所

のぞけないようになっている。企業秘密に属する箇所には研究員ら同社の一部スタッフしか近づけないほど、監視が徹底している。そして一九八七年夏には、千葉県市原市の工場もそっくり当別町の工場に移転し、強力な研究生産態勢を整えたのである。

玄米酵素の秘密

ところで、玄米酵素が健康食品のエース格として、年々愛用者を増やしている人気の秘密とは何か。研究スタッフによる改良過程と、栄養源の中身に目を向けてみる。

自然食の起源は玄米が中心だといわれているが、消化がよくない、手間がかかるなどの難点があり、現在ではほとんどが栄養がそぎ落とされた白米に切り替えられている。これをまた自然食の原点に戻し、独自のバイオ（発酵）技術で、玄米の価値をもとの玄米以上に高めて、食べやすく開発したのが現在の玄米酵素である。

化学薬品はいっさい使わず、しかも食べる人の味覚に合わせて、安易に味を濃くしないことが製造上の鉄則だ。発酵には麹を基に独自の技術を確立している。その後、緑黄色の野菜不足を解消するために、アルカリ性の強い塩水で育つ藻（スピルリナ）を強化した葉緑素入り、さらに花粉入り、古梅霊芝入りと新製品を次々に開発。それまでは粉末状だけだった製品が、一九七七年には顆粒状、一九八〇年には錠粒状が加わり、老若男女を問わず、それぞれの口に合う商品に成長した。

この間、玄米酵素と称した類似商品が多く出たため、粉末製品を除いて名称を「ハイ・ゲンキ」と改め、商標登録をしている。ハイは高いという意味と素直、そして拝、即ち祈るという意味である。ゲンキは病氣の反対語である健康であることと共に氣力に溢れていること、そうした意味から成り立っている。

成分については、無農薬玄米七と大豆プロテインを三の割合で混入し、食用カルシウムを加えている。玄米は天然発酵して酵素化する。

玄米は、欠けた栄養素は皆無といわれるパーフェクトな食物である。胚芽、表皮層にはビタミンB群、ミネラルが豊富で、ガンの消滅にも効くベーターシステトール、公害物質を排除するフィチン酸も胚芽のなかに含まれている。

玄米酵素がいかに優れているかを表す文章が、毎日新聞社北海道支社編著『いまなぜ玄米か』のなかにある。

それはこう述べている。

「ここ（玄米酵素「ハイ・ゲンキ」）を選んだ理由は三つある。まず、真の健康は食生活の改善にあるという"医食同源"の理を社の基本理念にすえ、豊富な栄養素を含む玄米に、生きた酵素を作用させた製品・玄米酵素を完成。他の企業には見られないユニークな普及活動を続けている。

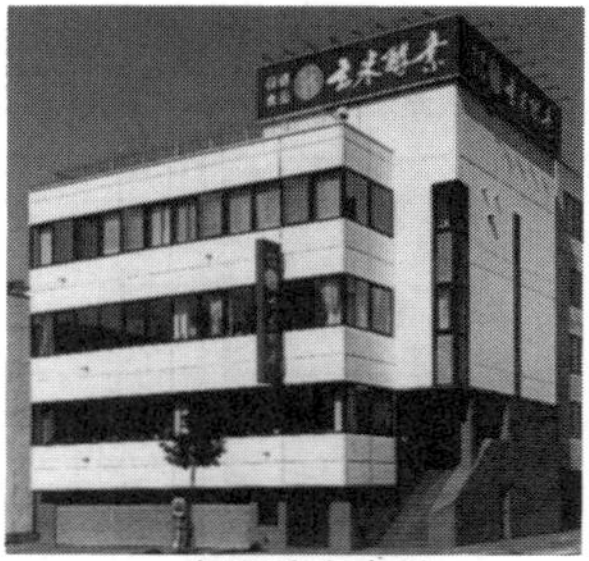
玄米酵素本社

次に、この製品が、財団法人日本健康・栄養食品協会から植物発酵食品部門で、認定マークの第一号を取得した。もう一つは、多くの学者、医師らの支持を得、最近は患者の栄養療法に玄米酵素を採り入れる民間病院が増えてきたことからなどである。」

会社を創業してから四半世紀という歳月の間には、岩崎の身に考えられないような出来事が何度もあったが、どんな状態になってもじっと辛抱し、太陽がふたたび昇ってくるのを待った。

人間は失敗してこそ初めて正気に戻るものである。そして、どん底に落ちてそこで何に気がつくかが肝心である。〝気づきのある人〟は、その後は一〇〇万両より価値のあるものを手に入れることができるだろう。

つまり、大事なことは常に「志」を高くし、正しい心で道を歩いていけば、必ず成功へと導かれると、岩崎は強調する。この四半世紀にどん底を味わった岩崎の言葉だけに説得力があるが、では正しい心とは何か。

正しい心とは、太陽が東から昇って西に沈むように、水が高いところから低いところに流れるように、水を熱するとお湯になるように、自然の法則にかなった正しい在り方を意味する。それが成功への秘訣である。

三十周年を迎えて

玄米酵素は昭和四十六年の創業以来、平成十二年十月で三十周年を迎えた。これを機に、平成十三年一月から定価はそのままに、顆粒状のハイ・ゲンキを八十包から九十包に増量することになった。これは一食二包ずつ愛食の場合、二箱で一カ月と区切りが良いためで、以前から要望のあった点である。これに伴い缶入り粉末は三五〇グラムから三七〇グラム、花粉入り粉末は一八〇グラムから二〇〇グラムに増量となった。

さらに、いずれの種類もパッケージデザインが変わり、九十包入りは箱が多少大きくなったが、缶製品については、増量となっても大きさは変わらない。なお、大豆プロテイン・ビオ21は、原料大豆を価格の高い北海道産を使用していて、増量もなく、パッケージも従来のままである。

第3章

「健康」を考える
――「医療大国」日本を救え

健康とはトータルなもの

この章では、岩崎との対話を通して「健康とは何か」をあらためて考えてみたい。

そもそも「健康とは何か」と問われると言葉に詰まってしまう。逆に「どこが悪いか」と聞かれれば、「胃が悪い」「目が痛い」など明快な答えが返ってくる。つまり、病気とは人間の一部に異常が起きたときに実感するものといえそうだ。

ところが、「その原因は何か」と考えはじめると、またまたわからなくなってしまう。たとえば、胃。「胃が悪い」といっても、「重い」「痛い」「食欲がわかない」など、症状はさまざまだ。ストレスや暴飲暴食などが原因となることが多いだろうが、では「なぜ、ストレスを浴び、暴飲暴食をするのか」とつきつめていくと、本当の原因はわからなくなってしまうであろう。つまり、身体の一部に異常をきたすということは、その部分だけを治しても根本的な解決にはならないということだ。

胃が悪いから胃腸薬を飲むというのが現代人である。もちろんそれを飲むことによって一時的に痛みや不快を取り除くことはできるかもしれないが、胃が悪くなる原因が、たとえばストレスにあったとすれば、ストレスがなくならないかぎり、胃が根治したことにはならない。

当たり前のことと思われるかもしれないが、じつは「健康」を考えるうえではきわめて重要なことである。要するに、健康とは環境を含めた人間の存在そのものにかかわっているということであろう。

卑近な例として水を考えてみよう。日本は島国、しかも列島の中央には高い山々がそびえ、きれいな水が豊富であった。しかしいつのまにか、河川は汚染され、いまやペット・ボトルの水が大人気である。

水が人体に及ぼす影響はきわめて大きい。サッカーなどのスポーツ選手が海外遠征するときや、一般の人でも海外旅行では水に注意する。これはいったいどういうことなのであろうか。

それは日本人が長年生きてきた環境と人間の体が不離不即の関係にあることを意味している。それは水だけにかぎらない。食環境や社会環境も含め、「健康とは何か」をトータルに把握することが必要なのである。

では、これから岩崎から真の「健康」についてお話をうかがうことにしたい。

二十一世紀の健康をめざして

――健康の大元にはやはり食生活があると思いますが、いったい正しい「食」の在り方というのは、どういうことなのでしょうか。最近では、栄養価やカロリー値といった数字だけで食べ物を判断しがちですが、何か根本的なところで物足りなさを感じています。日本人には日本人に合った「食の考え方」があってもよさそうですが、「食」にかぎらず、あらゆる物の考え方の尺度があいまいになっているような気がしますが。

岩崎　今から約二十五年前、当時私が二十五歳の時、健康悪化のピークを迎えていました。慢性胃炎から不眠症までを数えると、じつに九つの健康不安を抱えていたのです。体重は四七キロでガリガリ、子供たちも病弱で、妻は肋膜を患い、両親は入退院を繰り返すといった有様。でもそんな状態だったからこそ、人一倍健康の大切さを実感できたのかもしれません。

ある人との出会いを通じて食改善を知り、玄米自然食のすばらしさを知ったのはちょうどその頃です。かつて病弱だったというその方は、自然食を採り入れ、玄米を食べて健康を取り戻したといいます。この方を家にお招きし、独自の健康論に聞き入りました。不自然な食べ物が健康を害すること、正しい食生活こそが健康な体をつくるという切実な体験談に目からウロコが落ちる思いでした。

日本人は二〇〇〇年という歴史の中で米を主食としてきたのに、現在この米をおろそかにしている状況に危機感を覚えます。白米はその最たるもので、これは米の芽を取った、いってみればカスにした状態です。

これは大きな欠陥です。また、昭和三十年代から食品に化学薬品が多く使用され、一人当たり年間約四キログラムもの化学薬品を摂取しているといいます。人体にとっては異物です。農薬、添加物、欧米型の食生活……。

私がこうした食生活を改め、玄米食に切り換えて二十五年。以来、病気ひとつしなくなりました。この喜びをできるだけ多くの方に広めたいというのが、私の願いでもあり、人生の目標でもあるのです。

ある高名な学者が、日本中の長寿村を四十年かけて約一〇〇〇ヵ所調査したという話があります。その報告によると、白米の多食は短命になると結論づけています。長寿村といわれる地域の食を丹念に調べた結果、六つの共通点が判明しました。

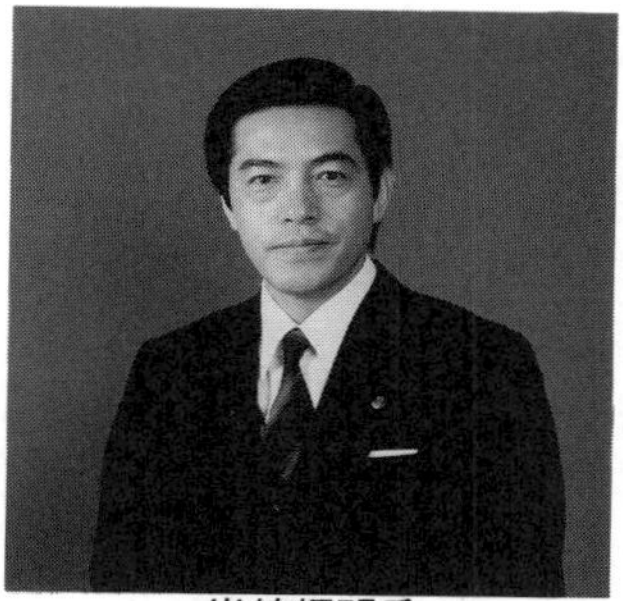

岩崎輝明氏
（玄米酵素代表取締役・北海道食品科学技術振興財団理事長）

それは、大豆と小魚、白米ではなく雑穀類、野菜、山菜、ゴマ、海藻、こうした自然食を中心とした生活なのです。人の健康や寿命というのは、何を食べるかに大きく左右されます。食事改善による健康回復の意味を、あらためて思い知らされたような気がいたします。

私が感動した話をひとつ。愛読誌に月刊「致知」という刊行物があります。人間学の雑誌ですが、ある号に、九十二歳の塩谷信男さんという現役の医学者の話が載っていました。この方は独自の呼吸法と玄米食でボケることなく元気に毎日を送っているといいます。八十二歳のとき、あるスポーツ紙にゴルフ場で取材され、その時ついた見出しが「八十二歳で軽く二〇〇ヤード、二ラウンドは朝飯前。怪物ドクターここにあり、脱帽です、塩谷さん」。今年（平成十三年）九九歳になる方です。

ゴルフではエイジシュートというのがあり、これは自分の年齢以下のスコアで回ること。塩谷さんは九二以下でラウンドし、日本新記録を達成したということです。最近では、九十四歳でエイジシュートを達成し、ギネスブックに掲載されることになっています。このお歳にして、この体力、頭が下がる思いです。健康の秘訣は、食べ物でいい血を作り、独自の呼吸法で体内のすみずみにいい酸素を送り込むこと。そしてプラス発想、感謝の心、愚痴をこぼさないという、三つの生活信条にあるといいます。

正しい食と心で人は健康になれるということを、如実に表した結果ではないでしょうか。皆さまの健康づくりの参考にしていただければ、これほどうれしいことはありません。

予防に勝る治療なし

――人間は病気になってはじめて健康の有り難さを知ることがよくあります。逆に健康なときにはあまり体を意識することがありません。しかし、気がつかないうちに、健康がむしばまれているということもあります。「ある日突然」ということを最近よく耳にします。食べ物だけが原因ではないでしょうが、知らず知らずのうちに、というのはとても恐ろしいことです。あらかじめ自分の健康状態を把握しておくことが大切になりますね。

岩崎 働き盛りの人の健康は年々悪化しています。昨年、一七八万人の人々が人間ドックで健康診断を受けました。その結果、異常なしが何と一八パーセントで、八二パーセントの人に異常が見つかりました。日本病院協会の臨床予防医学会委員会が各都道府県の検診データを分析した結果、大半がすでに生活習慣病（成人病）か生活習慣病予備軍とのことです。もっとも多かったのは、肝機能異常で、受診者全体の二四パーセント、次に肥満が一七パーセント、血糖値異常、高中性脂肪、高コレステロールが、いずれも一三パーセント、高血圧は一一パーセント、六項目とも異常の割合が年々増加しているとのことです。

健康度がもっとも高かったのは岐阜で、岩手、大分、兵庫も高く、低いのは栃木、三重、島根、福島の順でした。これを裏付けるかのように、働き盛りの人々の日頃の関心事ベスト一〇が日本新聞協会から発表されたのです。

その第一位は男女とも家族の健康となっていて、女性八四パーセント、男性七二・九パーセントです。第二位は男女とも自分の健康。第三位、男性は仕事、女性は子供の教育となっています。このように健康についての不安が拡がっているのがわかります。

食源病といわれるこれら生活習慣病（成人病）や、その予備軍の増加は、自然法則による正しい食生活を送れとの信号と受け止めるべきなのです。それには、洋風の食生活を慎み、極力日本食としたいものです。

穀物を主に大豆タンパク、野菜・海藻類と魚介類を副食に、腹八分目にし、味噌、塩、醤油も自然食品としたいものです。とくに気を付けたいのは、加工食品です。手作りに心がけ、〝砂糖〟と〝油〟は控えめにすることです。

転ばぬ先の杖、予防こそ治療の原点でもあります。こうした食事は〝精神の安定〟を生み、正しい排便や安眠につながり、毎日の健康に自信が生まれることでしょう。

未病を治す東洋医学

――最近、東洋医学ということをよく耳にします。西洋医学では解決できないことが多くなったからでしょうが、根本的には人間をどのように理解しているか、その認識の違いがあるような気がしてなりません。東洋医学では人間を全体としてとらえる発想があるようですが、それを科学的に証明することはとても難しいことです。ただ、西洋医学という領域に慣れ親しんできた私たちの発想を変えることは非常に大切なことだと思います。

岩崎　過日、三〇〇万部に迫るミリオンセラーとなった『脳内革命』の著者、春山茂雄先生と対談させていただきました。春山先生の家は代々医家の家柄で、春山先生は五代目とのことでした。幼少時、お祖父様から東洋医学の手ほどきを受けた先生は、熟達が早く八歳ですでに免許皆伝の域に達しておられたとのことでした。

そのお祖父様が常にいっておられたことは、〝病人が来たら謝りなさい〟ということだったそうです。古くから東洋医学には「医は医無きを期す」との哲学があり、医者は病人を作らない、即ち予防医学を本分とすることが示されたのでした。

井戸がかれてから慌てて井戸を掘るのではなく、また火事になってから慌てて火を消すのではなく、井戸がかれないように、火事が起こらないようにという心がけが大切ということです。高度な医療を受け膨大な医療費を使いながら、年々病人が増え続ける昨今、ことさら予防医学の大切さを痛感させられます。

東洋医学は未病を治すとありますが、この未病とは、未だ病気に到らない、いわば病気の前段階のことを示すものでしょう。

たとえば、肩こり、貧血、冷え性、便秘、下痢、生理不順、高血圧、高コレステロール、イライラ、不眠などの症状です。このような症状の時に、健康の原理原則に立ち返り、間違いを正すことでこれらの解消に努めることが未病を治すということになります。

病気を患ったときの治療として西洋医学による診断や対症療法も大切ですが、病気にかかる以前の間違ったライフスタイルをあらためて、病気の原因を断つ、すなわち未病を治す東洋医学も見直されていくことでしょう。

しかし残念ながら、こうした東洋医学はわが国においては本格的に認められていないのが実情です。ただ、その重要性を体験された一部のお医者さんが西洋医学で開業をされながら、漢方薬や鍼灸《しんきゅう》での治療を取り入れているところもあります。また成人病や慢性病に対する本格的な治療として玄米自然食を中心とした食事療法を行っている有名な医院も少ないながらあるのです。

私たちも正しい心の用い方、適度な運動の励行など、病気にかかる以前の未病の解消に努めること。健康に関するかぎり自己管理がもっとも重要なのです。

プラス思考で健康な人生を

――心と体が密接に関係していることは明らかになっています。悩みごとが多いと体にも悪影響が出ることは誰もが知っています。健康とは、心身が充実した状態ということでしょうが、心のメンタル・ヘルスも「食」に劣らず大事になってきます。しかし忘れてならないことは、食事の在り方によっても、ストレスがこうじる点です。ライフスタイルを見直すことがいかに重要か。従来の慣習を変えることで新しい世界がひらけることも多いでしょうね。

岩崎　人生八十年時代を迎え、〝人生三万日〟といわれるようになってまいりました。三万日という日数は、年数にして約八十二年です。長いようで短く、短いようで長いのも人生といえるでしょう。

さて、この一度きりの人生を幸福な人生とするには、何といっても心身の健康が基本となります。健康についてはは本人がまだ健康なうちは健康のありがたみがわかりません。一度病気をしてみて初めて健康の大切さがわかり身に染みるものです。

多くの人は、病気で悩み苦しむことにより、そこに至ったさまざまなライフスタイルに対する反省をします。すなわち、不自然な食事と暴飲暴食をあらため、正しい食生活に目ざめたり、適度な運動を習慣づけたり、ストレス解消に努めたりするわけです。その人のライフスタイルが原因で起こった病気が大半ですので、それをあらためるきっかけにもなります。今から二五〇〇年前、お釈迦様は「病は善知識なり」と示されたとおりなのです。

さて、これも春山先生からうかがった話ですが、要約すると、いつも前向きでプラス思考の人はベータエンドルフィンという脳内モルヒネがつくられていて、これが病気予防や老化防止さらには病気を治す力である免疫の向上に役立っているということです。

この脳内モルヒネの力は甚大で、麻薬として用いるモルヒネの五、六倍の威力をもつそうです。

反対にいつもイライラ、不安、恐れ、怒りなどのマイナス思考の人の場合、アドレナリンやノルアドレナリンという攻撃ホルモンが出て、その結果、体内に活性酸素を生じさせ、老化を早め、ガンをはじめとするさまざまな成人病を生むというのです。

気が病むと書いて　病気　とはよくいったものです。正しい食事で元気を養うとともに、いつも明るくプラス思考で生きてこそ真の健康が維持増進されるのです。

知育、徳育、体育より「食育」が先！

――「諦めは心の養生」といった名言や至言は日本にもいろいろあります。これはくよくよ物事を考えていてもしようがない、早く気分転換して平静に戻りなさい、という意味にとれます。なかなか含蓄ある言葉ですが、「食」についても、わかりやすく、きわめて適切に真実を突いたものが多いと思われます。あらためて、こうした先人達の言葉に耳を傾けることは大切だと思います。

岩崎　明治の中期に活躍した作家に、村井弦斎翁がいます。

その著書は八〇作以上、文豪として名高い幸田露伴、坪内逍遥、尾崎紅葉などと並び称せられるほどの作家でした。土地の値が一坪一円という時代に、本の印税が月に三〇〇〇円前後に達していたそうです。

弦斎翁が三十四歳から三十九歳までの六年間、報知新聞に連載した小説『日の出島』は、完結後全一二巻が超ロングセラーとして世を沸かせたそうです。また、食生活改善論として出された『食道楽』は、半年間に三〇版を重ねる空前の大ベストセラーとして大衆に読まれました。

弦斎翁は、当時死病として恐れられていた脚気対策にも真剣に取り組み、このころ「食べ物と健康」を新たなテーマとして選び、道楽研究から研究道楽へと移っていきました。私がとくに感心したのは、「子供の教育は知育、徳育、体育」よりも「食育」が先と唱えているところです。

わが国における栄養研究のメッカ、国立栄養研究所の創立者であり、脚気予防に取り組んだ佐伯矩博士は、この『食道楽』を読んで栄養学を志されたといいます。

大正六年には『弦斎式断食療法』、そして翌七年『難病の治療法』が共に実業之日本社から出版され、肺結核、糖尿病、腎臓病などの食事療法が出されております。弦斎翁の十八年間の食物研究を要約しますので、参考にしてください。

「食物の原則」として　なるべく新鮮なもの、　なるべく天然に近きもの、　なるべく寿命の長きもの、なるべく組織の緻密《ちみつ》なもの、なるべく若きもの、なるべく近くで取れるもの、なるべく刺激の少なきもの、とあります。

「料理の原則」として天然の味を失わざること、天然の配合に近からしむること、消化と排せつの調和をはかること、とあり、「食事法の原則」として飢えをもって食すべきこと、よく咀嚼《そしゃく》すること、腹八分目とすること、天然を標準とすること、とあります。

また主食として玄米食の必要性などを解説するなど、私たちの二十五年間の提唱を裏づける弦斎翁の優れた食育なのです。この話は「月刊綜合医学」〝村井弦斎翁考〟に載っていました。

子供の教育と食生活

――私は以前、講談社から出版された『非行は食べ物が原因だった』という本を読んだことがあります。そこには、いまはやりの食事が子供たちの心身をいかにむしばんでいるかが紹介されていました。まだ成人していないだけにその影響は大きいのでしょうが、それは大人たちにも共通していえることです。食習慣を変えることはそんなに難しいことではありませんよね。それによって不幸な出来事を少くすることもできるような気がします。

岩崎　先日、秋田県能代市の方からうれしいレポートが寄せられました。二人のお子様を持つお母さんからです。その内容は、お子様の食事改善による健康体験でした。長男は小学校六年生で、ぜん息、アトピー、アレルギー性鼻炎、長女は小学校二年生で低体温とのことです。

それで、玄米酵素を食べながらの食事改善です。

さて一ヵ月目。

アレルギー性の耳のじくじくが改善されてきた。

いびきのうるさい子が、いびきをかかなくなった。

口を開けて寝ていた子が、気持ちよさそうに寝ている。

そして二ヵ月目。

いままで好きで食べていた市販のゼリー、プリンをスプーン一杯食べただけで捨てていた。

着色料の多いおやつを、いやな味といって残してくるようになった（学童保育おやつ）。このころから、ニラ、ネギ、タマネギ、ゴボウが大嫌いだった子が、これおいしいねと食べるようになった。

豆もお代わりするようになった（以前は、いやいや一粒か二粒）。

肉入りカレーライスより、野菜カレーを好むようになった。

白砂糖たっぷりの市販のおやつを食べてはみるけれど、好まなくなり、醤油味のせんべいを好むようになった。

二人で一日二リットル飲むこともあった牛乳も、いまではあまり欲しがらず、その代わり味噌汁にトロロ昆布を入れ、喜んで食べるようになった。さらに高野豆腐の煮物が大好きなメニューになった。

むりやり食べさせた一ヵ月間でしたが、いまでは玄米酵素を食べるのが当たり前となって、朝の目覚めが気持ちよさそう。

物事に対する集中力がついた。

体育館九〇周のランニングを完走した二人のうちの一人が、わが家の子です、とレポートにはありました。

まさに食事改善の効果は、自然のうちに人間本来がもっている善なる本能を呼び起こします。人間は食物の化身ともいわれ、食物は心や体の基（もとい）なのです。それこそ気質や性格にまで影響を与えます。

白米、白砂糖、白パンの常食は、やがてビタミン、ミネラルの不足を招きます。たとえばカルシウムが欠乏すると、イライラが生じやすく、カッとなりやすいのはすでに常識です。ビタミンB群の不足が続くと判断力の低下を招きます。今の中高生のナイフによる殺傷事件などもこれらと無縁ではありません。

さらに平成の年号を考案された安岡正篤先生（陽明学者）によりますと、マンガン（元素記号Ｍｎ）は愛情のミネラルと呼ぶそうです。これの欠乏状態が続くと愛情を感じなくなるといいます。

四半世紀にわたって食事の指導をしていて、まさしく食とその採り方は、健康ばかりではなく、人の運命をも左右することがわかります。子供のいじめや自殺、凶悪犯罪の低年齢化は、子供だけの問題というより、一見恵まれていて不自然きわまりない文明食を口にしている食事に問題があるように思えてなりません。

第4章

「食」の原点とは何か
── 健康な心と体は食べ物から

病気の元凶は食生活の乱れから

現在の日本において、食べるものがなく、ひもじい思いをしている人は皆無といってい い。この「ひもじい」という言葉ですら、すでに文学や芝居の世界でのみ生きている死語に近い言葉かもしれない。しかし、若い人には信じられないだろうが、約四十年前までは、貧しさのため食べるものがなく、ときには餓死するような最悪の状態も起こっていた。

この四十年ほどで、国民の生活が豊かになるにしたがい、日本人の食生活も物質的に豊かになってきた。かつては豊かさの象徴だった肉、乳製品が各家庭の食卓にならび、果物屋の店頭はマンゴ、アボガド、キウィなど、かつて庶民の目に触れることもなかった南国のめずらしい果物で彩られている。そのうえ、中国料理をはじめ、フランス料理、イタリア料理、ロシア料理、スパニッシュ、ベトナム、タイ、エスニック、そして子供や若い人に人気のファーストフードなど、数え切れない世界の料理を味わうことができるようになった。

その結果はどうか。糖尿病、高血圧、心臓病、肝炎、アレルギーなどの慢性病を抱えて憂うつな人生を送る人の数がぐーんと増えた。ガンで苦しむ人の数も多くなり、いまや死亡原因の第一位にあげられ、四人に一人がガンで亡くなるという深刻な状態になっている。

世界的に見ると、エイズという病も深刻に受け止めなければならない。それどころか最近は、O‐157や新種のウイルスなど、細菌やウイルスで簡単に人命が失われている

　また、戦前までの日本にはなかった難病「特発性炎症腸疾患（潰瘍性大腸炎、クローン病など）」などの病気も若い人を中心に発症し、世界で二〇〇万人以上が苦しみ、日本でも急増中である。欧米型食生活は食物繊維が不足しがちで、欧米人と同じような病気にかかる人が増えているのが現状である。

　どうしてこんなことになってしまったのか。豊かな食生活のなかにあって、信じられないくらい多くの人が病気で苦しんでいる。その結果、前述のように国民一人当たりの医療費が二三万円（平成十年度）、国全体としては三〇兆円にもなっている。

　ところが、このような日本の現状と関係なく、アメリカでは、理想的な健康食品として「日本食」が推奨され、男女とも長寿世界一を誇る日本食は世界的にも注目されている。圧倒的に動物性脂肪が多く野菜の量が少ないアメリカ食は、肥満になりやすく、その結果、心臓病をはじめ大腸ガンなどさまざまな病気に罹《り》患する人が多く、合衆国政府としてはゆゆしき問題ととらえている。ヨーロッパなどでも心臓病を患っている人の数は日本人の比ではない。

　しかし、日本食が世界で健康食として認知されたからといって安心してはいけない。先に述べたように、慢性病を抱えた人がこんなに多くいることを、もっと深刻に考えなけれ

ばならない。「日本人は健康で長生き」は明治から戦争前に生まれた人たちへの賛辞なのである。

ここで注意しなければならないのは、理想とされる日本食の内容だ。それは現在の中年以下の若い人たちが食べている、白米と動物性たんぱく中心の和洋華折衷型の食事ではなく、魚と野菜を中心にした昭和三十年代以前の日本人の食生活のことなのである。もっと正確にいうと、健康のもとになる食品とは、玄米と麦、あわ・ひえなどの雑穀、納豆・豆腐などの大豆製品、味噌・醤油・漬け物などの発酵食品のことである。それは長年にわたり日本人の血となり肉となったもので、まさに日本人の自然の摂理に合ったものである。いまこそ、個々人自らが食生活を見直す必要があるのではないか。西洋食が悪いといっているわけではない。伝統を大切にすること、食の原点に戻ることも一度検討してみる必要があるということである。

人間の適応食は穀物と野菜

私たちの体は、食べ物によって健康を維持・増進している。食べ物が私たちの血液となり、血液が私たちの六〇兆個の細胞を養って、脳、皮膚、肝臓、胃、腸などの臓器や各器官や組織をつくっている。

人間は食べ物の化身であるといわれているとおり、食べ物の適不適、生活習慣が病気になったり、健康になったりするもとになっている。したがって、健康を害さないように努めていくのはもちろんだが、健康を害したときには、食事と生活習慣が間違っていることに気づき、病気が自分のライフスタイルの間違いを示唆してくれたのだと考えなければいけない。

正しい食生活、適度な運動、精神の安定、プラス思考で生きる（健康をつかさどるベータエンドルフィンという脳内ホルモンがたくさん出る）ことが、私たちを健康に導くといわれているが、なかでもいちばん大切なのは正しい食生活である。それは、自然の法則にしたがった正しい食事ということだ。では、自然の法則にしたがった人間の適応食とはいったい何なのか。

人間にとって、でんぷん質を分解するアミラーゼが消化酵素の中心である。したがって穀物が適している。また長い腸から考えても菜食型だ。そのため、穀物と野菜を中心として食べるのが体によく、これが前述したとおり、日本の伝統的な食事法であった。いまの子供たちは欧米風、中年世代は和洋華混合の食生活で、穀物と野菜中心の食生活からほど遠くなっている。農薬や食品添加物も戦後大量に入ってきた。それによって、先に述べたとおり、ガンが国民の死病となり、さまざまな生活習慣病も生むようになってきた。膨大な医療費を使ってもさらに病気が増えている。

伝統食のキーワードに注目

先人たちは現在の事態を予想していたかのように、貴重なアドバイスを残している。岩崎社長が日頃話される先人たちのアドバイスのいくつかをここで紹介し、あらためて私たちにとって摂取すべき食物とはどんなものなのか考えてみよう。

●その土地でできるものを食べる

「身土不二」という言葉をご存知だろうか。それは仏教の教えからきているが、これを食の改善のために用いたのは、明治時代、東洋と西洋の医学を広く学び玄米菜食を唱え「食養理論」を著した石塚左玄や、大正・昭和初期に玄米菜食の普及活動を世界的に広めた桜沢如一ら、玄米菜食の提唱者たちである。

「肉体と土は二つに分けるものではなく同一である」。

つまり、人間は土に育てられた作物を食べて一生を終えて土にかえるのだということを意味している。

熱帯地方では身体を冷やす食物として果物がたくさんとれる。だから、身体を温める肉食より、身体を冷やすカレーやヨーグルト、野菜料理を中心にした食事が伝統食となっている。

反対に、北方の寒い地方では野菜や果物はあまり成育しないため、動物の肉を食べて体を温めている。脂肪の多い動物の肉はカロリーが高く、極寒に住むエスキモーたちはアザラシやトナカイなどの動物の肉を主食にして、気温と体温のバランスをとっている。

このように、人の体はその土地で生活するうちに、しだいにその土地の気候風土に合ったものになる。

先人の教えに「十里四方のものを食べていれば人はみな健康になれる」というのがある。電車や車、ましてや飛行機などなかった時代は歩いて食べ物を調達するよりほかはなかった。そこで一日の行動範囲は四〇キロ（一〇里）くらい。現代人から考えると卒倒しそうな遠距離だが、昔の人は健脚だった。この一〇里くらいの範囲で確保できる食べ物を食べていれば健康が保てたということだ。

しかし残念ながら、自給自足なんて時代錯誤だと笑われそうな現代では、身土不二の考え方はあくまで理想だ。しかし、こうした考え方をしっかり押さえておけば食品を購入する際の貴重な判断材料になることは間違いない。

昔からいわれていることに次の教えがある。

●丸ごとぜんぶ食べる

人間の身体を一つの個体として考えてみると、各部分がそれぞれ異なった働きをもっているように、魚や牛・豚などの動物、野菜、果物も、それぞれ異なった成分・組成をもっている。大根、にんじん、ごぼうなどの根菜類にはひげ根や皮に、土からの養分を吸収する大切な役割がある。このいちばん生命力の強い部分を、ほとんど捨ててしまっている調理法は見直さなくてはいけない。

魚についても同じこと。スーパーの鮮魚売り場にはさまざまな種類の魚が並んでいる。切り身や刺身だけを食べず、さんま、あじ、さばなどを上手に料理して「一物全体丸ごと」食べるようにする。そうすることによってバランスのとれた食事から無駄なく栄養を摂ることができる。

●旬のものを食べる

四季の変化に富み、海に囲まれた日本では、それぞれの季節に応じていろいろの野菜や魚介類がとれ、自然の恵みを十分満喫できる。

セリ、菜の花、ふきなど春の食物は春に必要な活力源をもっており、「その季節にその土地で採れる旬のものを食べる」ことが自然の摂理にかなっている。季節はずれの冬のトマトやきゅうりなどのハウス野菜、養殖のはまちなどは、自然のサイクルに逆らって作られた食物。

日本各地に伝わる伝統的な郷土料理は、先祖が遺してくれた大いなる遺産だということがよくわかる。その土地の風土、気候、季節に育まれた汚染されない食材に、味噌、醤油、梅干し、漬け物などを上手にとり入れ、自然の恵みを無駄にすることなく、丸ごと調理して食卓を構成すれば、バランスのとれた食生活になる。

●よい食べ方

食べることにも、自然の摂理としての方式がある。

小笠原流には「ご飯三口に菜一番」という教えがあるが、食べ物のバランスと考え合わせると非常に理にかなっており、先人の知恵をうかがい知ることができる。おかずの分量は、主食の三分の一が適量ということだ。

そして、よくかむこと。目安は一口三十回以上。かむことの効用は、第一にだ液の分泌を促す。だ液は化学添加物、化学調味料をはじめ発ガン物質の毒性を消してくれる。食物をだ液に三〇秒以上つけておくだけで、発ガン率は十分の一以下に抑えられる。第二に胃液の分泌がよくなり、消化・吸収力が高まる。第三に、脳の血流をよくし、酸素を十分に送り、脳の働きを活性化させ、若返りホルモンといわれる「パロチン」、その他、さまざまなホルモンが分泌される。

昔から「腹八分目に医者いらず」といわれているとおり、満腹の食習慣は万病のもと。そのうえ、水分の摂り過ぎは、胃腸の働きを弱め、腎臓を疲労させ、抵抗力をなくす。一日の尿の回数は、三～四回程度になるように、水分の摂取量を調節するほうがよい。また、就寝前三時間はできるだけ飲食を控えたほうがよい。胃は消化が終わるまでは休めないからだ。胃腸にも十分な休養をとらせることが、健康への第一歩である。それに寝る前の過食は確実に肥満の原因になるので要注意だ。

コラム

健康十訓

一、肉少なく菜多く

一、糖少なく果ほどほどに

一、塩少なくうす味に

一、加工食品控えめに

一、腹八分によくかんで

一、明るくそして朗らかに

一、安眠に心掛け

一、正しい排便心地良し

一、適度な運動いつまでも

一、食すなわち命なり

基本となる食べ物

日本人は古来から、米、ひえ、あわ、きび、そばなどの穀物を食べ、何千年もの歳月をかけて米食主体の身体がつくられてきた。したがって、私たちには、米を主食とし、その土地で採れる旬の野菜・山菜・野草や海藻類、少量の豆・木の実を副食にすれば、健やかな身体と心を十分に養うことができる体のしくみができている。

その意味から、「精進料理」はバラエティーに富んだ素材を使って、その素材のもち味を生かした味付けがなされ、栄養的にも優れており、見た目にも美しく、いわば日本の食の原点ともいえる。

また、人間は歯の構成から考えると、動物性食品は、食べすぎれば害のある食品と考えたほうがよい。人間の成人の歯は八本の門歯、四本の犬歯、二〇本の臼歯で構成されている。それぞれの歯の働きは門歯は硬いものや野菜や海藻をかみ切るため、犬歯は魚肉を食べるため、臼歯は、穀類、種子、豆をかんですりつぶす働きをしている。つまり肉食を食べるための犬歯が全体の八分の一ということは、私たちは魚や肉などは、食物全体の八分の一でよいということだ。それ以上摂りすぎるのは体のためによくないということを意味している。

注意すべきことは、米を含む穀類をすりつぶすための臼歯が全体の約六割半を占めているということである。ここに、主食を七割、おかずを三割という配分がみい出せ、まさしく先の小笠原流の作法とも合致する。また、副食のうち、動物性のものは三分の一でよいということである。このバランスを崩した食生活を続けていると病気になるといえるかもしれない。

お米はまさに栄養の宝庫

日本人が主食としている「米」には元来豊富な栄養素が含まれている。現在明らかになっているものをあげてみると、たんぱく質、脂質、糖質、繊維、灰分、カルシウム、リン、鉄、ナトリウム、カリウム、ビタミンB1、ビタミンB2、ナイアシン、マグネシウム、フィチン酸、亜鉛、マンガンなどである。

栄養素によるそれぞれの働きを見てみると、たんぱく質は血や肉をつくり、脂質や糖質はエネルギーのもとになる。また繊維は便通をよくして、老廃物を体外に運び出す働きをする。カルシウムは骨をつくり、精神を安定させる。リンは骨や歯をつくり、多くの生理作用を担う。鉄は貧血を防止する。ナトリウムは体内水のバランスを調節し神経機能に関与する。ただ過剰摂取は高血圧を招く。ビタミンＢは精神を安定させ、成長を促進する。ビタミンＢ２は成長をうながし、過酸化脂質（発ガン物質）を除去する。ナイアシンは皮膚を健康に保ち、コレステロールや中性脂肪を低下させる。マグネシウムは循環器系の健康を守る。フィチン酸は体内の有害な物質を排出する重要な働きをしている。亜鉛は発育を促進させ、味覚や嗅覚を正常に保つ。マンガンは各種の臓器にみられるが、とくに毛や骨を形成し、細胞膜の酸化を防ぐ。

しかし、こうした栄養素の大部分が「精白」することで失われてしまうのである。こうしてビタミンやミネラルのほとんどなくなった白米の栄養素は炭水化物のみといってよい。これでは体を酸性に偏らせ、老廃物を蓄積して疲労を深めていくばかりである。

このように、日本人が大昔から食事のよりどころとしてきたお米（玄米）はこんなに豊富な栄養素から成り立っていたのである。

だから、ここで注意すべきなのは、このような豊富な栄養素も白米となると、その含有量はぐっと少なくなってしまうということだ。お米の表面を覆っているヌカや胚芽部分を削ぎ落とすことにより、栄養分のかなりの部分が失われてしまうのである。たとえば、たんぱく質は一〇〇グラム中玄米七・四グラムが六・八グラムに、カルシウム一〇ミリグラムが六ミリグラムに、リン三〇〇ミリグラムが一四〇ミリグラムに、という具合にほとんどが半分以下に減ってしまう。反対に白米を中心に玄米を見ると、ビタミンＥは一〇倍、ビタミンB1は四・五倍、ナイアシンが三・二倍、ビタミンB2、鉄分、リンが二倍、カルシウムが一・七倍も含まれている。このほか、繊維質は白米の三倍含まれ、繊維不足で便秘に悩む現代人には朗報である。胚芽に含まれているフィチン酸は、体内の有害物質を排出する働きをもっている。

玄米の効用は次の点にある。

①体内毒素を排出する作用によって、食品添加物、公害汚染物質、薬害などの排除。
②豊富な繊維によって腸からの毒素吸収を阻害、血液を浄化し、生活習慣病を防ぐ。
③肉食中心の食生活からくる酸毒症を防いで体質をアルカリ性に変え、病気にかかりにくい体をつくる。
④十分なビタミンB群の働きでストレス、心身症に陥りにくい強固な神経を生み出す。

つまり、お米が体のためによい食品だといっても、それは精米した白米のことではなく、もみ殻を取り除いただけの玄米でなくてはならないということなのだ。

そもそも日本人が白米を常食するようになったのはいつの頃からだろうか。ものの本によると、江戸時代中期、武士や豪商階層が口あたりのよい白米を食べるようになり、だんだんと一般庶民にまで普及していったといわれている。

白米を初めて食べた当時の人たちは、「こんなにうまい飯があるのか」とさぞかし驚いたことだろう。そして、「うまい、うまい」と漬け物や味噌汁でたらふく食べたに違いない。ところが、ここで問題が起こった。

それまで、副菜を食べる習慣のなかった庶民は次々にある病でたおれてしまったのである。それはいまでいう「脚気」。それまで食べていた玄米や七分づき米などは、栄養豊かな糠層や胚芽がある完全栄養食だったからお米だけでも栄養は足りていたのが、白米食ではそういうわけにはいかない。

働き盛りの男衆が急に働く意欲をなくし、床に伏してしまうなど魔法にかかったような恐怖を感じたのではないだろうか。いまになればたんなる栄養失調だとわかるのであるが、人々は「江戸患い」といってこの新種の病気を恐れていた。

玄米の魅力を生かした「ハイ・ゲンキ」

厚生省では、一日三〇品目を食べて、栄養バランスをとるように指導しているが、白米を主食とした場合、白米には栄養的に足りないものが多いため、三〇品目もの食品で補わなければならないということである。なぜなら、ビタミンやミネラルなどの栄養分を含んだ糠《ぬか》や胚芽をとり除いた白米は玄米からみればカスを食べているのと同じだということになる。

ところが、食べやすい白米に馴れてしまった人が、一念発起して玄米に挑戦しても大方の人が途中で挫折してしまうようだ。

すぐれた食品である玄米にも難点があったからである。まず、消化しにくいということと、調理に手間がかかるということだ。この難点のために、体によい食生活に変えたというのに、また元に戻ってしまう。また、消化器が弱い人には玄米は適していない。

その点、玄米を発酵したハイ・ゲンキ（玄米酵素）であれば、食事のあとに食べるだけで、消化のよい玄米を毎食食べることになり、豊富な栄養がとれる。消化酵素もたくさん含まれ、ビタミンB複合体が増えてくる。また、玄米そのものにはない活性酸素を除去する酵素が、発酵によって大幅に増えてくる。

玄米酵素は、誰でも玄米の栄養がとれるように考えられており、玄米および玄米の表皮、胚芽を食品微生物により発酵させたものをベースにして、大豆たんぱく、食用牡蠣《かき》カルシウムを加えた、きわめて活性度の高い酵素食品なのである。

私たちが老化したり、ガンや成人病にかかるのは、ほとんど体内で生じる活性酸素によるものだということは、世界的にわかっている。油が酸素に触れると酸化するように、農薬や添加物、間違った食生活、ストレス、マイナス思考で生活すると、活性酸素が体内にできる。この活性酸素を除去する酵素は、若いうちはたくさん生まれるが、年齢を増すにしたがって減ってくる。二十五歳を過ぎると、体内で生じた活性酸素が消えにくく、シミ、ソバカス、しわ、白髪、生活習慣病、ガンの原因になることがわかっている。

前述のように、食品添加物の権威である同志社大学の西岡先生に、玄米酵素が活性酸素を消す実験をしてもらったところ、先生も驚くほど活性酸素を消す酵素が多いということであった。活性酸素を一〇〇パーセント消したという実験結果も報告されて

玄米と白米と玄米発酵食を加えた場合の栄養比較

――― 玄米１食分（70g）
――― 白米１食分（70g）
-------- 玄米酵素葉緑素入りハイ・ゲンキ２袋を白米１食分に加えたもの

※下の栄養素以外に、玄米酵素に含まれている酵素などの有用物質には、生体防御酵素のSODなどがある。また、その他に、乳酸菌、酵母、核酸、アミノ酸も含まれる。

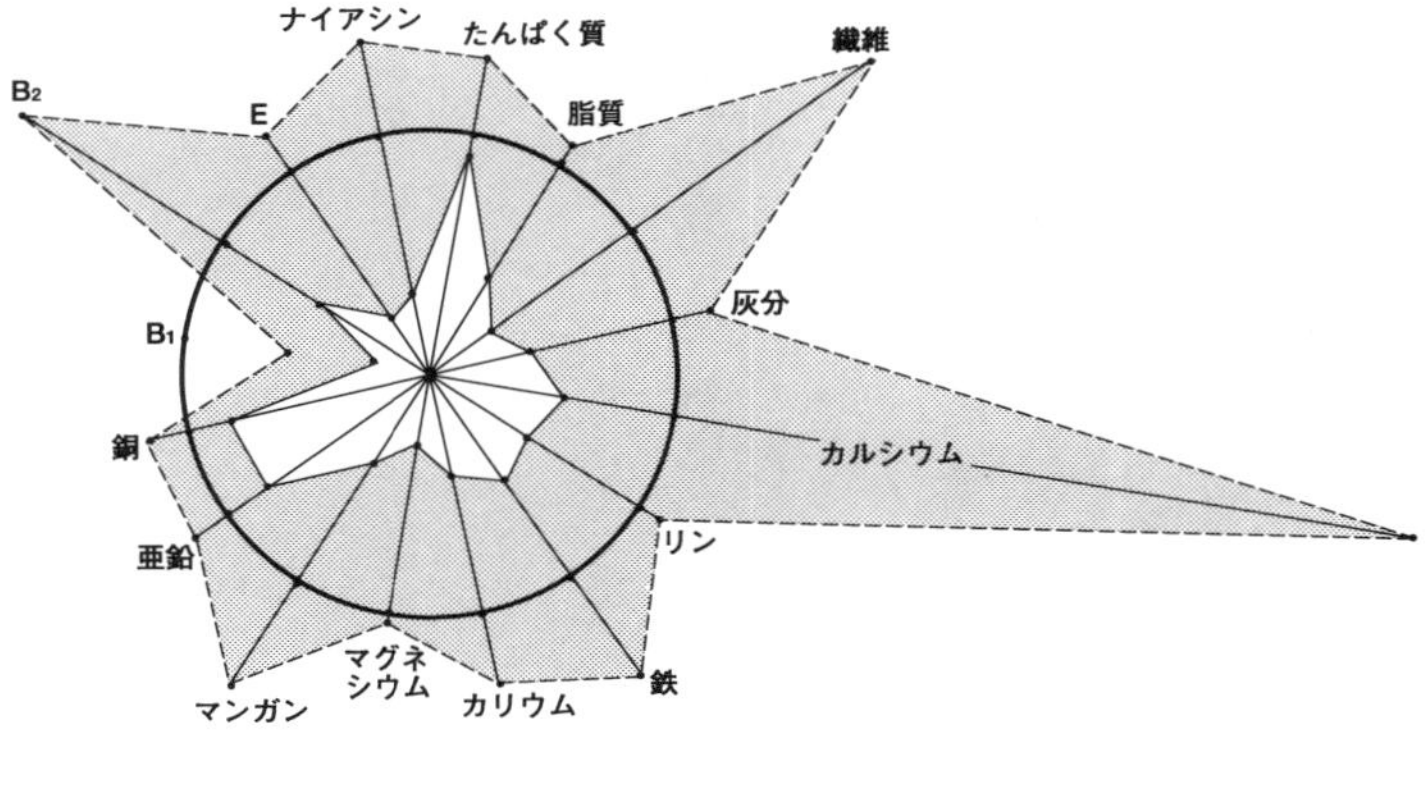

いる。

できるだけ日本の伝統的な食生活を取り入れて、旬の野菜を食べ、白米の欠陥はハイ・ゲンキで補うことで健康増進が約束されるはずである。

食は命なり、食は運命なり

ここで、ハイ・ゲンキの食べ方を説明しよう。

幼児は食事のあとに一袋（三・五グラム程度）を食べさせる。大人は、ふつう一回一袋、一日三回。生活習慣病が進行していたり、老化が進んでいる人の場合は、健康に自信がもてるまでは、普通の人の二倍から三倍の量を一回に食べること。それぞれの体調に合わせて増減するのがよい。

食べて最初に変化が現れるのは、大便、小便だ。食べ物の決算ともいわれる大便、小便は健康のバロメーター、大便は匂いが変わる。ヘドが出るような臭いから、かぐわしい匂いになる。小便もやはり臭いがなくなり、透明感が出てくる。

玄米酵素を食べ出すと、体に「気」がめぐってくる。「気のめぐり」というのは体の大掃除から始まる。ハイ・ゲンキを食べると高いレベルの「気」が出てくるので、そのとき、眠気、けだるさ、発疹、湿疹など、体質改善の反応が出ることがある。これは体の大掃除と考えてよい。個人個人で違うが、だいたい三日から一週間くらいかかるのが普通である。

また病気の人は、自律神経失調症やホルモン、免疫力がアップすることによって自然治癒力が高まり、慢性病が一時的に治りやすい病気に変化したときに反応が出るということも理解したほうがよい。玄米酵素を食べることによって、持病が一時的に悪くなったときには、治りやすい病気に変化してきたときともいえるわけだ。

しかし、すべて反応だと決めつけるのはよくない。慢性病や持病をもっている人は、病院に行って医者の検査を受けることも必要である。

食べることとは自分の家庭でできる健康管理。それが不備なため病気になるわけだから、健康になるため、健康を維持するためには、まず家庭から始めなければいけない。「食は命なり、食正しくて健康なり、食は運命なり」ともいわれている。毎日の正しい食生活で健康な人生を送ってもらいたい。

伝統食に効用あり

ここで本題から少しずれるが、伝統食についておもしろい話を玄米酵素の資料から紹介しよう。

まずは梅干しの話である。

原産地は中国の四川省や河北省貴州といわれ、分布は東南アジアに限られていたようだ。日本には奈良時代に中国から入ってきた。最初は薬として作られたり、青梅の梅酢を調味料として用いていたようだが、江戸時代になると一般家庭にも普及し、梅干しが漬けられるようになった。最初はやはり保健薬、救急薬として使われていたが、江戸後期になると、一般家庭の食卓に並ぶようになった。当時の医療に関する書物には梅干しの効用がたくさん載っており、これが民間療法として今日に伝えられているものである。

梅干しはなぜ体によいかというと、栄養価は果物のなかでも高く、脂肪、たんぱく質が多く、カルシウム・リン・鉄（無機質）などのミネラルやビタミンA、C、クエン酸が含まれている。

梅の成熟とともにクエン酸が増加する。クエン酸の働きは、食物として摂取した糖質や脂質などのエネルギー源が体内消化され、順次、化学変化を起こし、エネルギーを放出する。この循環がうまく回らないと乳酸という疲労物質が生じ、肩こりや筋肉痛がおこり疲労の原因になる。

また、乳酸がたんぱく質と結合すると乳酸たんぱく質となり動脈硬化や細胞老化の原因となる。この老化物質を分解し、エネルギーに転換・放出を促進するための潤滑油となるのがクエン酸である。

梅干しには血液のアルカリ度を保つミネラルも豊富に含まれ、疲労回復に大いに役立つとともに防腐、殺菌作用もある。

「梅干し」と聞くだけで口の中にだ液があふれてくるのは誰でも経験がある。このだ液に含まれるパロチンとよばれるホルモンは、老化予防ホルモン（若返りホルモン）である。

つぎはゴマ。

ゴマは日本には約二五〇〇年前に、お米と同じ頃にわたってきた伝来品だ。現在は白ゴマ、黒ゴマ、金ゴマの三種類が食べられている。

ゴマは大変な栄養の宝庫。脂肪、蛋白質、ビタミンE、カルシウム、鉄分が豊富なうえに、ビタミンB１、B２、ミネラル、ニコチン酸、ナイアシンが多く含まれている。これらの成分比率は、人間にとってよいバランスなので体内でさまざまな相乗効果を上げている。

人間の身体はたくさんの細胞からできている。その細胞や細胞膜の働きを安定させるのはビタミンEである。細胞膜の主成分はリン脂質で、これが酸化すると有害な過酸化脂質になり「酸敗」という現象を起こす。

酸敗という現象は人間の老化である。この酸敗が起こると細胞は正常な働きができなくなり、これを防ぐのがビタミンEで、その働きの主役になる物質の抗酸化物質・セサモールなどが油脂分に多く含まれているので、若返りの特効が期待できるのかもしれない。

日本では古くから、ゴマは「不老長寿の秘薬」、「仙人の常食」、「栄養の宝庫」といわれてきた。鎌倉時代、禅僧らによって「精進料理」が確立されたが、植物性の食べ物だけで作られているので、不足する成分は、ゴマを素材に取り入れ、これによって必須アミノ酸のバランスが非常によくなり、栄養学的にも理想的な食事内容となったのである。

調理で気をつけたいこと

ここでは、調理の基本について簡単に紹介しよう。せっかくの素材を台なしにしてはもったいない。最大限その素材を活かすよう、基本だけは身につけたいものだ。

主　食

玄米がいちばん理想的であるが、せめて未精白の玄米、ひえ、あわ、きびなどを一割でも二割でも加えた物を摂るようにしたい。それでもだめな場合は三〜五分づきのお米を食べるようにするように。ただし、お米は精白すると時間とともに酵素が破壊されていくので、理想的なのは自宅で精白して二時間以内に炊くのがよい。

塩

海水と人間のミネラル・バランスはほとんど同じである。私たちの体に必要な塩分は「天然塩」で、天然の塩には浄血、造血力がある。健康を維持するためには、味噌、醤油、梅干し、漬け物も天然塩を使ったものに変えたい。

味噌汁

味噌汁は、良薬としての効能がある。味噌のなかの酵母が死なないように、味噌を入れたら、沸騰させずすぐ火を消すこと。

野　菜

根菜類には身体を温める力がある。その他、血液を浄化し、治癒力・回復力を高め、動物性食品などの酸性食品による害を中和させる働きがある。大根、人参、ごぼう、れんこん、玉ねぎ、じねんじょなどを中心に料理の献立をたてるように。それにキャベツ、白菜を加え、さらに季節の緑黄野菜をたくさんとり入れるとよい。

果物、生野菜類は体を冷やす作用を持っている。野菜ではナス科・ウリ科の物は、その傾向がとくに強く、砂糖分、香辛料、お茶類、アルコールも同様である。

海藻類

根菜類と同様に血液を浄化し新陳代謝を高める働きがある。ミネラル分の宝庫で、酸性土壌に住む日本人には欠かせない食べ物だ。生理学的にも海藻の常食が日本人の健康に寄与するところは大きいといえる。毎日少しずつでも摂るようにこころがけること。海藻類は消化しにくいので、よくかむことが大切だ。

豆　類

臓器の活性化、血液の浄化、たんぱく質の補給にも必要な食物である。小豆、黒豆、大豆などのほか、豆科の野菜類も上手に献立に加えるとよい。大豆の難点は消化が悪いこと。調理してもよくならないので、よくかむこと。大豆製品の豆腐、油揚げ、厚揚げ、高野豆腐をとり入れるようにする。味噌、醤油、納豆などの加工食品も欠かせない。ただし、納豆の摂り過ぎは出血性素因を作るので注意が必要。

飲み物

番茶、ほうじ茶が理想的。冷え性の人にはタンポポの根のコーヒー、くず湯なども体を温めるよい飲み物である。コーヒー、紅茶、ウーロン茶は身体を冷やすので、動物性食品を摂った後だけにするように。

だし汁

昆布を主にして、用途によっては干ししいたけをいっしょに使うとよい。昆布のおいしさは、天然のグルタミン酸ナトリウムによるもの。砂糖のしぼりかす、パラフィン等からつくっている化学調味料のグルタミン酸は摂り過ぎると、頭痛、吐き気、頭がフラフラするなどの症状を訴えることがある。摂り過ぎると、薬物としての蓄積が肝臓を傷めることになるので注意が必要である。

乾　物

高野豆腐、麸《ふ》、かんぴょう、湯葉、切り干し大根、海藻類などは、天日干しで作るとミネラルが豊富になり、血液をきれいにする食品となる。

種子類

カルシウム、ミネラル類の補給に黒ゴマ、白ゴマを上手にとり入れるとよい。たとえば、ごま塩（ご飯にかける）、ごま和え、ごま豆腐など。

第5章

慢性病予防
——「胃相」「腸相」を良くするには

慢性病の予防こそ大切

前章では、健康な心と体は「食べ物」から——ということで具体的な食べ物について解説してきたが、最近テレビ番組でも健康と食品に関する番組が人気を博している。例えば、日本テレビの「おもいッきりテレビ」は平日お昼の人気番組である。去る平成十二年二月二十五日に同番組で放送された番組、タイトルは「三十万人の腸を診た医者が教える大腸病予防」では医学博士　新谷弘実先生のお話と内視鏡を使っての腸のポリープの手術が紹介されたが、その手術の素晴らしさに驚愕した人が多かったと思われる。

新谷博士は大腸内視鏡によるポリープ切除を世界で初めて成功させた先生で、現在アメリカでご活躍中で、アルバート・アインシュタイン医科大学外科教授、ベス・イスラエル病院内視鏡部長を務められており、三十年間に日本とアメリカ双方で三十万人もの胃や腸の内視鏡検査を行ってきた世界的にも有名な臨床医である。新谷博士は「胃相」「腸相」を良くするには食生活の見直しが必要と主張され、正しく食事をしている人とそうでない人の胃相・腸相には歴然とした差が見られると指摘される。食習慣が胃相・腸相を決定し、さらに、子供の心にも食べ物が大きく影響しているとも指摘されておられる。

また、新谷博士ご自身も玄米を主体とした食事を実行され、患者さんにも積極的に薦められておられる。平成十一年、東京国際フォーラム、平成十三年名古屋国際会議場で開催された玄米酵素主催による健康講座では、新谷博士が大きなスクリーンを使って内視鏡による大腸のポリープ切除を解説され、会場いっぱい感動の渦となったが、終始食生活の重要性を説かれ、講演の最後には玄米酵素の愛食を薦められた。その際展示された新谷博士のご著書、「胃腸は語る」はベストセラーとなっている。さらに、玄米を主体とした食事を二十五年間続けてこられた、その食生活をお手本にして、ご夫人との共著「胃腸は語る～食卓篇」も出版されておられる。

そこで本章では、玄米酵素の顧問でもある新谷博士と玄米酵素の岩崎社長との対談を紹介し、「予防に勝る治療なし」とよくいわれるが、慢性病の予防こそ大切なことを改めて認識して欲

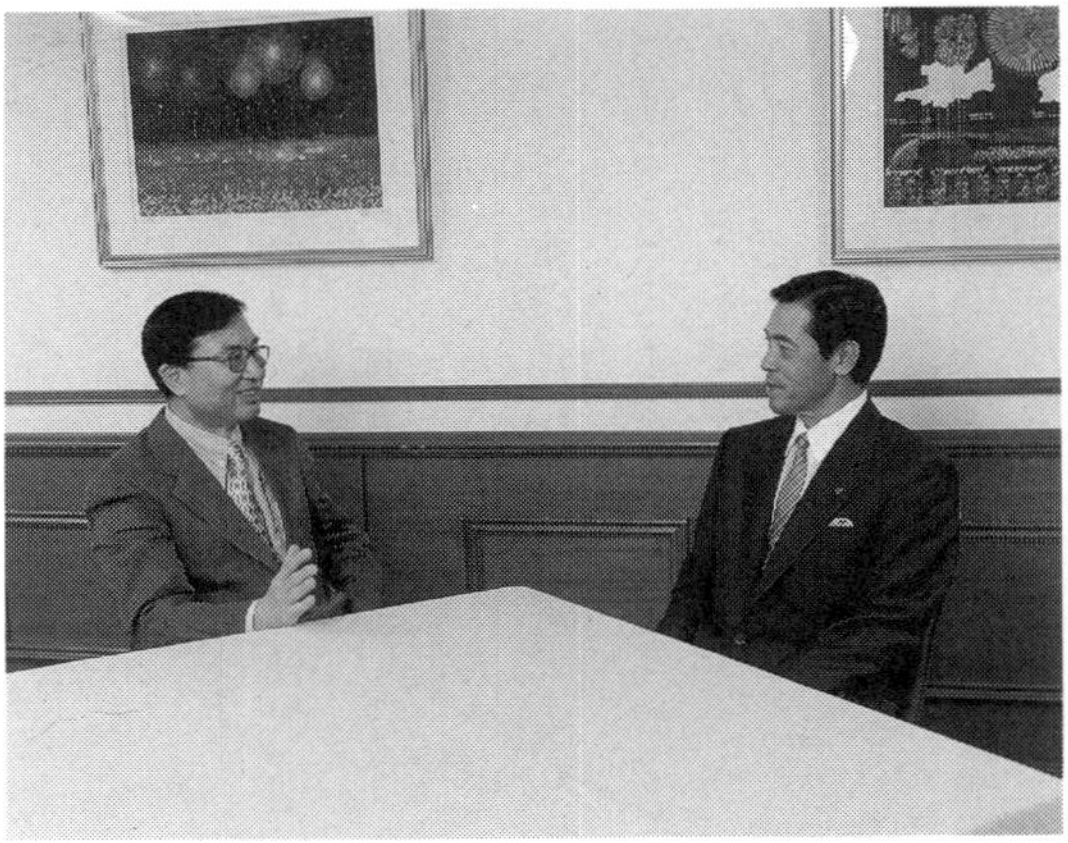

新谷先生（左）と岩崎社長（右）

しい。（なお、本対談は、玄米酵素の機関誌「ハイ・ゲンキライフ」一一一〜一一二号に掲載されたものである。）

人間に大切なのは〝五つの流れ〟

岩崎　先生は世界的に有名な臨床医ですが、健康に大切なのは何よりまず、食生活だとおっしゃっておられますね。最近はグルメ志向で美食・飽食の時代と言われています。この流れについてはどうお考えですか。

新谷　楽しんで食べることも大切な要素ですが、やはり大食は体に悪く少食の方がいいんですね。それは少食の方が消化酵素を使わないですむからです。また大食をしてたんぱく質や脂肪を取り過ぎると、腸の中に毒素がたくさん出ることも分かっています。

岩崎　それが宿便のもとになるとも言われていますね。

新谷　体の流れ、循環が悪くなるので宿便が溜まりやすくなるんです。人間には大切な五つの流れがあります。血液、リンパ腺、胃腸、尿、空気です。これに気の流れもプラスするともっといい。これらの流れがうまくいかないと病気になるのです。

岩崎　中国の古典（荘子）の中でも、健康とは「気が正常で健康なこと」を言い、一方、病気とは「気の流れが不調和なこと」と定義されています。ところで先生は一九六三年に渡米されたそうですね。

新谷　ええ、三十七歳の時でした。

岩崎　やはり医学者としての志をたてて修行に行かれたのですか。

新谷　そうです。末は博士か大臣かという言葉もあったように、私は戦時中は海軍大臣になりたかったのですが、小学五年生のときに終戦を迎えたので、それなら次の目標は医学博士にしようと思ったのです。母親も口癖のように野口英世のような医者になれ、アメリカに行って勉強しろと言っていました。中学一年生の時の作文にも、その目標を書いています。

岩崎　新谷先生が主治医をなさっている中曽根元総理大臣も、著書『二十一世紀・日本の国家戦略』の中で、小学校の時は読み書きソロバンとしつけ教育をし、中学になったら志をたてさせろ、そして高校・大学生には人間としての使命感を植えつけろと書いておられます。

新谷　私がよく言うのは、今の子供たちには強い願望がないということです。だからしっかりした目標が設定できない。目標はかなわなくてもいいんです。自分は何になりたい、何になろうという目標ができれば、それに向かって努力もしやすくなります。それを親がサポートしてやる。失敗しても何でもやらせてみることです。そうすれば子供も、自分でもできるんだという自信もつき、失敗を恐れなくなります。それが今は、手本となる親自身が社会の中で保身に汲々している。

岩崎　日本が世界から尊敬されないのも、そのへんに原因があるのかもしれません。

新谷　日本人は発想がネガティブな人が多いですね。失敗を恐れては何もできないんですが。

酵素やミネラルの不足が荒れた子供をつくる

岩崎　先生はアメリカで医学者として成功し、時々日本に帰ってこられる生活を送ってらっしゃいます。最近は日本では荒れる子供たちが問題になっていますが、帰国なさってそういう風潮をご覧になってどのように思われますか。

新谷　荒れる子供たちを見て感じるのは、食べ物の影響がすごく大きいということです。ちゃんとした栄養がとれていないというのは、酵素やミネラルも不足しているということです。そうなるとストレスに対する抵抗力や許容量も低下します。

岩崎　キレる子供や集団でのいじめなども増えているようです。

新谷　五十年前だっていじめはありましたよ。でも今のような隠湿な感じじゃなかったな。

岩崎　いじめられる方も、若干ですが精神的に弱くなっているような気がします。

新谷　いじめられる方もされる方も、やっぱり食べ物がしっかりしていない。根本的に弱いんです。

岩崎　昭和の医学の聖書と言われた二木謙三博士（東大名誉教授）は、「生命なき食べ物は生命の糧とならず」と言っておられます。今の子供たちは、酵素やミネラルの不足した生命のないものばかり食べているので心身ともに弱くなっているのかもしれませんね。ところで先生は著書『胃腸は語る』の中で、人間には皆、人相と同じように胃相や腸相があるとおっしゃっておられますが、それは食べ物と肉体の因果関係が理論上でなく、実際に目で洞察できるということなのでしょうか。

食習慣が胃相・腸相を決定する

新谷　そうです。正しく食事をしている人の胃や腸を内視鏡で見ると、同じ年代の人たちと比べてどうしてこんなに違うのかと驚かされることが多いですね。二十～三十年前の日本人は、やわらかくてきれいな腸の人が多かった。一方、アメリカ人の腸は固くてポケット（憩室）や宿便も多く、そういう腸相の悪い人には、やはりがんやポリープも多かったですね。ところが近年の日本人の腸はどんどん欧米化して、胃相・腸相の悪い人が増えています。一番きれいなのは赤ちゃんの腸です。それからかけ離れていくに従って、病気が増えていくのが分かりました。

岩崎　赤ちゃんは、便もビフィズス菌が多くて理想的だそうですね。

新谷　母乳と人工ミルクでは全然違いますけどね。母乳の赤ちゃんの便は、栄養が完全に消化されているので臭くないんです。ウェルシュ菌などの悪玉菌が増えていく。こうした年齢からくるものもありますが、歳をとるにつれ、やはり長年積み重ねた間違った食習慣の結果が、悪い腸相に表れてくるのだと思います。

岩崎　現代医学は飛躍的に進歩したと言われますが、病気は少なくなるどころかどんどん増えています。糖尿病は予備軍も含めると国民の一一％に当たる千三百七十万人にものぼるそうですし、三人に一人はアレルギー体質、アトピーも八百万人と言われています。アトピーと言えば、私の講演会に、目も開けられないほどのアトピーで苦しんでいたのが玄米酵素のおかげで治ったと、写真を持ってこられたモデルさんがいて嬉しかったですね。

新谷　よく分かります。酵素が大切なんです。今の人たちは生きたままのものを食べないので酵素が足りないんですよ。

岩崎　こうした病気の蔓延を先生はどうとらえていらっしゃるのでしょう。

新谷　現代医学・西洋医学は緊急の病気には強いのですが、慢性病は助けられない。それは人間をパーツ的に見ているせいだと思います。

人間の体は生きた食べ物といい水でできている

岩崎　人間はひとつの生命体。部分だけをみても意味がありませんね。

新谷　それなのに、全体をとらえないで自分の専門分野のパーツだけを治そうとするから慢性病が治らないのです。胃腸のことだけ話しますと、アメリカでは一カ月の間に胸やけを感じている人は六千六百万人、過敏性の腸症候群が一千万人、胆石二千万人、不消化で入院する人が四千五百万人、慢性不消化で仕事を休む人が二千二百万人、そして消化器系の病気で死亡する人は約二十万人と言われています。本当は消化酵素を与えるだけで、胃腸はよくなるんです。それを薬で治そうとするから症状が悪化してしまう。もっと全体的に考え、人間の体は生きた食べ物といい水でできているということをしっかりとらえなきゃいけないと思います。

岩崎　それが根であり土台でしょうね。そこをしっかり治さず、枝葉だけ治療する対症療法を続けているから病気が悪化し、蔓延していく。

新谷　高血圧や糖尿病などの慢性病も、血圧を下げる、糖を抑えるなど対症療法中心です。でも私のところでは、患者さんにどういう間違った食生活をしているか、どういうサプリメントが必要かということを指導しているんです。運動不足の人には一日五千～一万歩を歩きなさいとかね。そういう指導をしてあげられる医者がもっと出てこなければなりません。

自分の健康は自分で責任を持つことが必要

岩崎　医は仁術と言いますが、最近では金術になってしまっているような気がします。保険制度にも問題があるのでしょうか。

新谷　そうなんです。いいドクターはたくさんいます。しかし今の保険制度では、時間をかけて指導をしてあげても一円にもならない。例えば弁護士や税理士は一週間いくらといううことで働いていますね。医療機関も一日いくらと決めてしまえば、医療相談の時間がとれるようになると思います。そうすれば、薬を使う対症療法の前に食事指導をしたりできるようになるでしょう。高血圧だって食べ物で改善できるのに、いったん飲みはじめたら死ぬまで続けなければならないような薬を出すという今の治療は間違っていると思います。

岩崎　慢性疾患は原因があってなるものです。その原因をチェックして生活習慣を改善する。そういうふうに考えると、病気は自分の生活の間違った部分を見直せてまんざら悪いものではないと分かると思います。

新谷　自分の生活のここが悪かったと気づいて改める。その変化がないと改善がありませんね。ところが保険制度があると、病気になったら医者や病院が治してくれるものだと思ってしまいがちです。もっと、自分の健康は自分で責任をとろうというふうに変わっていくべきです。日本の保険制度の見直しが必要ですね。貧困の極みの時代につくられた制度を、現代までそのまま引きずっているのはどうかと思います。例えば、一年で千五百万円も保険料を支払うくらいなら、自分で気をつけて病気にならないようにするから、交通事故にあった時しか保険料はいらない、その代わりその分しか支払わないなどの選択肢があってもよいのではないかと思います。

これからの潮流になりそうな代替医療

岩崎　アメリカなどでは、慢性疾患は個人の責任としてみられるそうですね。そして、薬などの代わりに栄養補助食品を用いるなどの代替医療が、これからの潮流になりつつあると聞きました。

新谷　確かに栄養サプリメントはものすごい勢いで広がっています。ビタミン類を飲んでいない人は、もういらっしゃらないのではないのかな。健康に対する責任感は、日本人よりはるかに高いと思います。

岩崎　アメリカの影響を受けて、日本でも三年前から代替医療学会が始まりました。食べ物で病気が治るなんて迷信だ、妄想だという医者や栄養学者もまだ多いようですが、これからは食事中心で考える代替医療がもう少し定着してくるのではないかと思います。

新谷　同感です。今は風邪をひいたらすぐ抗生物質を出したり、胃が痛むといったら胃酸を下げる薬を出したりしますが、実はあれは胃に一番良くないことなんです。酵素も活性化しなくなるし、腸内細菌のバランスも崩れるし、薬を飲んで人間がもともと持っているシステムを崩してしまうのは間違いです。

岩崎　人間の体はコンピュータより精巧なつくりになっているんですからね。ところで先生は、いつごろから食育に目覚められたのですか。

新谷　私が内視鏡で胃腸を調べ始めたのが一九六六年。やがて、なぜ胃相・腸相が人によってこんなに違ってくるのだろうと疑問を抱き、食事が原因だと気づいたわけです。普通、食事と健康の関係に目覚めたドクターというのは、自分が病気になって初めて気づくというパターンが多いのですが、私は十九歳のときに風邪をひいて以来、病気知らず。患者さんの胃腸をみて勉強させてもらいました。アメリカの若い人は今、すごく健康について勉強しています。肥満の人も減ってきました。肥満や高血圧は、恥だと感じるようになってきたのです。こういう風潮にならないと、本当の健康な社会は生まれないと思いますね。日本では、会社で自分の専門の仕事についてはよく知っていても、健康についてはまだまだ他人任せの人が多いでしょう。自分がどんな薬を飲んでいるのか、何ていう名前の医者にかかっているのかすら知らない人も多い。もっと自分の健康に責任を持たなければ。どうして自分がこの薬を飲むのか、いつまで飲み続けるのかなどをきちんと知っておかないとね。

自然のバランスのとれたものが酵素をつくる

岩崎　徳川家康は、当時では大変な長寿で七十五歳まで生きましたが、医者以上に食事や漢方の薬などについて研究し、自分の体をよく知っていたそうですね。また、彼の食事指南役の天海和尚という人は百八歳まで生きておられたそうですが、玄米と納豆汁が好物だったそうですよ。

新谷　それを主食に野菜や海藻類をとっていれば最高の食事ですね。私の場合は玄米を三、ヒエ、アワ、キビなどの副穀類を一の割合で混ぜて、もう二十五年も食べ続けています。一つの場所からとれた玄米だけを食べても、ミネラルやビタミンの量が決まってくると思うんです。そのあとに五カ所ほど別の土地でとれた副穀類を混ぜることで、いろんなミネラルやビタミンがとれるので、できるだけ多くの穀物を食べた方がいいと思います。

岩崎　玄米を中心とした穀物類が、人間の適応食ですからね。

新谷　自然のバランスのとれたものを食べたとき、腸内細菌が三千種類ほどの酵素をつくるのではないかと考えられています。やはり自然のものを自然に生きている状態のまま食べた場合と、玄米のように自然のものに火を通して食べた場合、白米のように栄養素をすべてそぎ落としたカスを食べた場合の差は大きいと思います。生きているものと死んだものの差ですから。

岩崎　同感です。ところで先生はベストセラー『胃腸は語る』のパート2ともいうべき本を、奥様との共著で出されましたね。

新谷　ええ、あれは玄米などをどうやって食べたらいいのかなど、食卓用の実践編です。私は食事というのは、生活の楽しみの中でナンバー1だと思います。最初にグルメ志向の話が出ていましたが、食べたいものを食べるなというのは無理。週一、二回くらいならいいと思いますよ。

岩崎　昔はお盆やお正月などだけに、肉や甘いものを食べたりしたものです。

新谷　そういう食べたいものを何でも食べられる特別な日をつくって、普段は体にいい食事をするなど心がけるといいでしょうね。

岩崎　私も先生ほど食生活を完璧にコントロールしているわけではありませんので（笑）。先生は一年間に十日ほどしか肉は食べられないそうですね。

新谷　そうですね。でも楽しみも食事の重大な要素です。みんなと一緒に愉快に飲んだり食べたりする充実感も必要ですから。人間の体に必要なのは、心の充実感とちゃんとした食べ物、そして運動です。これらを生活習慣にバランスよく取り入れて、初めて健康が保たれるのだと思います。

岩崎　おっしゃるとおり、食事と心と運動が三位一体となって生活習慣の中にないとだめですね。また先生は、レーガン元大統領の治療に関与されたり、日本では中曽根、羽田元総理、石井好子さん、竹下景子さん、津川雅彦さんなど、多くの著名人を診ていらっしゃる。エピソードなどもたくさんおありかと思います。石井好子さんは『胃腸は語る』の中で、先生の歌の寸評もされていましたね。

新谷　エピソードは確かにたくさんあるんですが、皆さん生きておられる方ばかりなので（笑）、プライバシーにかかわりご披露できないのが残念です。ぼくの歌はテナーで、音楽方面の才能はもともとあったのか、中学の音楽の先生に、芸大の音楽科に入れといわれたこともありました。ピアノも習わなくても弾けましたし、ハーモニカもプロ並みなんですよ。甥や姪もカラオケ大会などで優勝しているので、音楽的な才能の遺伝子があるのかも知れませんね。

岩崎　先生は本当に素晴らしい声をしていらっしゃいますものね。ストレス解消法は何ですか。

新谷　ストレスはないんですよ。すべてポジティブに考えるので、何か苦しいことがあっても、これは自分の試練だ、克服しようと思うんです。若いときからそうでした。

岩崎　スポーツは？

新谷　若い頃は柔道をやっていました。三段くらいですね。またアメリカに来てからは、空手を教わったりしていました。これは初段になるかならないかでやめちゃったけど。

なぜ牛乳消費国に骨粗鬆症が多いのか

岩崎　話は変わりますが、最近牛乳が本当に体にいいのかという論議が起こっていますね。胃腸の専門家としてのお立場からみていかがですか。

新谷　胃相・腸相的には、二～三杯飲んだからってどうということはないのですが、牛乳は熱消毒しますので酵素が完全に死んでいます。だから消化不良になりやすい。また加熱によってたんぱくの変質が起こるので、あまり大量に飲まないほうがよいでしょう。また、牛乳はカルシウムが多いから体にいいと皆さん思っていらっしゃるようだけど、人間の体内のカルシウム、マグネシウム、リンの比率は二・一・二に恒久的に決まっているのです。ところが牛乳はこの比率が十・一・十になっている。だから比率を保つために、急激に腎臓から排出したり、歯などからマグネシウムを持ってきて十・五・十になろうとするのです。そのため骨粗鬆症になりやすいんですね。私はよく、クイズで西洋人とアジア人はどちらが牛乳を飲んでいると思いますか？と聞くんです。西洋人と皆さん答えますね。そこで私が、その西洋人の方が五～十倍も骨粗鬆症が多いんですよというと、皆さん驚かれますよ。

岩崎　ニュージーランドなどの牛乳消費国では今、それが問題になっていると聞きました。

新谷　そうです。骨粗鬆症だけでなく、アレルギーやアトピー、潰瘍性大腸炎、クローン病との因果関係も疑われています。

岩崎　厚生省の発表によると、アレルギーの第一位は卵、第二位が牛乳だそうです。牛乳は子牛に適応したもので、人間は母乳なんです。母乳は知性を発達させるために糖分が牛乳の三倍もあり、牛乳は子牛を大きく育てるためにたんぱく質が母乳の三倍あるんだそうです。

新谷　どの動物をみても、ほかの動物のミルクを飲んでいるのは人間だけ。自然の摂理に反していますね。

岩崎　育ての親は牛ということになりますものね（笑）。

新谷　最近の子どもは怒ると「モウーッ！」っていうそうですよ（笑）。

酵素の不足が慢性病のもと

岩崎 ところで先生はハイ・ゲンキを愛食してくださっています。ニューヨークのクリニックでも治療に使っていただいているそうですね。

新谷 ええ、ハイ・ゲンキには数十種類の酵素が入っています。現代人は酵素が不足している人が多い。これが慢性病のもとなのです。ハイ・ゲンキのようなサプリメントは、病気の予防に最適です。活性酸素を排出する働きもあるし、効果が高い。私は一億二千万の国民が皆、ハイ・ゲンキの酵素をとるべきだと思います。それによって病気も防げるし、キレる子どももいなくなると思いますよ。

岩崎 ありがとうございます。私も先生のご指導を受けながら、四十周年に向けてがんばっていきたいと思います。

新谷 私は、こうやって食事改善の指導をしたうえで商品を提供するという御社の姿勢に惚れ込んでいます。これが一番大事なことですよ。それにハイ・ゲンキを治療に使うようになってから、患者さんのアトピーもすごくよくなったし、潰瘍性大腸炎やクローン病、糖尿病も確実に改善されている。何より腸相がよくなった。これがこのサプリメントがいいものであるという一番の証明です。私も四十周年を迎えたときに、ハイ・ゲンキを飲んでいなかったときと、飲みだしてからの腸相を比較してお見せしましょう。期待していてください。

岩崎　楽しみにしています。先ほど話に出た天海和尚は「気は長く、勤めは堅く、色うすく、食細うして心広かれ」が健康長寿の秘訣といっています。つまり短気を起こさずやるべき仕事は堅実に、欲をほどほどにして食は腹八分目、心を広く豊かに持てということです。私もこの言葉に学びながら真の健康を皆さんにお届けしていきたいと思います。今日はありがとうございました。

第6章

「共生」のネット・ワーキング―― 出会いと共感で「人の輪」づくり

啓蒙活動こそ「販売」の神髄

経済が停滞しているとはいえ、豊かな日本にはさまざまな商品が満ちあふれている。商品情報も洪水のごとく流れ、何が自分にとって大切なのか、判断に苦しむことも多い。生活はすこぶる便利になったが、逆にその分、人間の生の声や感触が薄れているとの実感をもつのは私だけではあるまい。手づくり商品が人気を集めているのは、造り手の思いがその商品を通じて消費者に伝わるからではなかろうか。「売りっぱなし」「買いっぱなし」の商品にもアフター・ケアはつきものだが、こと健康食品については、それ以上のプラス・アルファーがないかぎり、商品としての存在価値はない。

なぜなら、それは人間の健康に深くかかわるものであり、一人ひとりの体調や体力が異なるからである。本来、生産・販売者と購入者との間で綿密なコミュニケーションなくしては成立しないものかもしれない。

したがって、生産・販売者側には、商品に対して絶対的自信がなくてはならない。「ハイ・ゲンキ」の強みは、先にも紹介したとおり素材（玄米）がもつすばらしい魅力にある。しかも自分で体験することがスタートだ。玄米の効用を自分で試すことで、そのよさを知り、その根本にある「健康」という概念をあらためて問い直していく。当然、日本が置かれている状況も視野に入ってくるであろう。「ハイ・ゲンキ」をとおしてさまざまなものが見えてくるはずだ。「ハイ・ゲンキ」は健康を取り戻すだけではなく、健康に対する考え方を変えていく強力なツールにもなっている。まさにそれは啓蒙活動である。

ここで紹介するのは、「ハイ・ゲンキ」の普及活動を実践している代理店、特約店、愛食者の生の声である。商品にほれ込み、共に考えるという会社や組織の在り方を問い直す点でも貴重なアドバイスが隠されているような気がしてならない。

「他人のために喜んで仕事に取り組める」ことはとてもすばらしいことである。

喜びと未来を共に分かち合おう――前田清和（株式会社メリーナ社長）

●ハイ・ゲンキとの出会い

現在、健康食品・健康情報は巷にあふれんばかりです。それだけ人々は自分の健康のことに関心をもっているわけですが、はたしてどれが正しくて、どのようにしてそれを選択するか迷われる方が大勢いることと思います。

私どもが玄米酵素「ハイ・ゲンキ」と出会った頃は、まだまだテレビも雑誌も、いまほど健康に関して情報を提供していなかったように思います。私の妻は、子供を生んでまもなく慢性関節リウマチになりました。ご存知の通りの難病で、全身の骨が変形し、曲がっていくため、身体中に激痛が走ります。妻も例にもれず、あちらの病院が良いといえば行き、この健康食品が良いといえば食べてみるということを繰り返しましたが、薬漬けになった身体を容赦なく病魔は襲いつづけ、改善はみられませんでした。

その頃の私は、「病気になったら薬で治そう」という程度の認識で「自分の免疫力をアップさせ、自然治癒力で治そう」ということは、思いもつかなかったのです。とうとう、人工関節手術の話まで医師からすすめられるほどになった妻は、以前の足指の手術の失敗と自分の体力が心配で、その手術をちゅうちょしておりました。そんな時、ハイ・ゲンキに出会ったのです。私自身正直いって「よくある健康食品の一つ」としか思っておりませんでしたが、「驚異の玄米酵素」という本を読んだ後、「もしかしたらこれはすばらしいものかもしれない」と思って購入し、家のテーブルに置いていたのです。

自分たちがこれに賭けてみようと思ったきっかけは、ある日、訪ねてきた知人がこのハイ・ゲンキをみて、「こんなにすばらしいものが世の中にあるの?」と言った一言でした。その方は、ガンでご主人を亡くされましたが、玄米をずっと炊きつづけてきた人で、玄米を食べさせるのは大変だということをよく認識されていました。それが簡単に食べられるのを発見して、びっくりしたらしいのです。われわれも、それならやってみようと決めました。

食べ始めるようになってから驚くような変化が起こり始めました。妻の血沈やその他の数値がよくなり始め、薬の副作用と思われる動悸もしだいによくなり、胃の痛み、身体のだるさもなくなりました。娘の低血圧、立ちくらみ、私のアレルギー性鼻炎、いわゆる病人と半病人の私たち家族に、健康の光がさし始めたのです。いまでも、妻は「もう少し早くハイ・ゲンキに出会っていれば」とよく口にいたします。

玄米酵素ハイ・ゲンキとの出会いに一筋の光をみた私たちでしたが、一つの大きな問題がありました。「本当の正しい食生活の在り方」です。ハイ・ゲンキはすばらしい健康食品ですが、車の両輪の一つであって、もう一つの車輪は食生活なのです。二つの車輪が正しく回転して初めて、身体は正しいレールを真っすぐに走っていくのです。

当時、スタミナをつけるといっては牛肉ステーキ、カルシウムが必要といえば牛乳、身体が疲れたら甘いもの、ビタミンCが必要だといって多量の果物、消化がいいと思いご飯よりパン、主食少なく副食多く、生水は恐いからとほとんど飲まない。いま思えば間違いだらけの食生活が病気をつくり、苦しむ結果となっていたのです。そのようなことを周りの人にも気づかせ、健康の輪を広げるべく食生活の啓蒙活動に入りました。

●食を正す健康講座

少しずつハイ・ゲンキによって健康を取り戻してきた私たち家族は、ハイ・ゲンキをもっと詳しく知りたいと思っておりました。また、お勧めした方からいろいろ質問が出始めました。実際この目で確認したいと思い、一九九一年一月、両国にある株式会社玄米酵素の営業所を訪ねてみました。その時、私が疑問に思うことをたくさん書いてもって行ったのです。応対に出た女性は私の質問に対して、明快に納得のいく説明をしてくれました。

その時、たまたま岩崎社長から電話が入り、取り次いでいただき、初めてお話をするチャンスをいただきました。「玄米酵素の普及は人々に対するお役立ちの仕事ですよ」と話され、会社の理念や使命感に至るまで話をしていただきました。会社の姿勢はすばらしく、歴史もあり、価格も上げず、社会的に有益なことをやられている点などを総合して、特約店の登録申請をいたしました。同九一年一月十日でした。

余談ながら、後に、一人娘が玄米酵素の社員と結婚し、また岩崎社長にご媒酌をお願いすることになるとは、神のみぞ知る運命的な出会いだったのです。このすばらしいハイ・ゲンキを皆さんに知らせるべく、さっそく親戚や知人に呼びかけ、講師が本社からきてくれるというので、第一回目の健康講座を開きました。食生活が大切なことはわかっているのですが、参加される皆さんのなかには、自分の身体をよくご存知ないかたが多い。不具合になる原因がわからずに、薬に頼ったりしている。そういう人たちを救おうという意味では、とてもいいことをやっているなと思います。

話の九割以上は、本来の健康とはなにかという話です。そして、それを助け補助するために玄米酵素などの商品がある、という内容の話です。実際になにがよい食べ物で、なにが悪い食べ物かとなるとわからない人が大半でした。貧血や酸毒症を招く食品として精白食品、いわゆる「三白の害」白米、白パン、白砂糖とか、動物性食品とか、加工食品の添加物の話など具体的にユーモアを交えた話を聞きました。また各地の体験例も聞き、いままで朝食はパン食のほうが身体によいと思っていたり、翌日ゴルフ等に行く時はスタミナをつけたいと焼き肉やステーキを腹一杯食べたり、その他間違いだらけの食生活だったことを思い知らされました。

皆さんから大変すばらしい講演をありがとう、と感謝され、喜んでいただけたので翌月から毎月連続三回健康セミナーを開催したのが、普及の始まりでした。

私が自信をもって、ハイ・ゲンキを勧めることができたのは、家族の体験に基づく支えがあったように思います。玄米酵素と出会ってからというもの、家族の話題の中心はいつもハイ・ゲンキなのです。以前にもまして、家族のきずなが強まっていきました。

私はかつての会社では、一〇万、二〇万という相当金額の高いものを販売してきたわけですが、今では四八〇〇円の「ハイ・ゲンキ」を、かなり遠い所までも自分で届けるのです。そして、以前は考えられないことですが、命の恩人といわれたり、本当に喜ばれ感謝されることも少くありません。遠くまで出かけるのは、利益を考えれば合わないのですが、相手と話をするのが楽しくなってしまう。その人の目の輝きが変わってくるとか、喜びを共にするのは、他に代えがたいものです。喜びを共にわかちあえるのです。徐々に健康の輪の広がり、志を同じくする特約店も生まれ、皆さまのおかげで一年半後の平成四年七月一日、代理店登録をいたしました。

●商品を見わける着眼点

例年春に開催される「健康博覧会」に足を運び、その年の健康産業界の動向や生活便利器具等の新製品や各種セミナーを受講したり、健康食品コーナーも見て、聞いて、食べてまわるのですが、その商品を①人間の本来食か、②一物全体食か、③身土不二の原則に合致した商品か、という着眼点から見、さらに価格は手頃か、その商品の歴史はどうかをみると、本当にその物がよく見えるのです。

このような視点で例年、商品を見つづけてきましたが、未だ私の心を動かす評価基準の商品に出合ったことがありません。その健康博覧会を見るにつけ、玄米酵素「ハイ・ゲンキ」はすべてを満足します。この玄米酵素こそ、自信をもって皆さんに伝えられる、いや「命の糧」として伝えねばならない商品だと、普及へのあらたな意欲を感じる昨今です。

啓蒙活動が販売の基本——山川積（埼玉県）

私の家内の兄は、東証一部上場会社の役員だったのですが、義姉がリウマチで介助を必要とするために、会社の激務との両立が困難となり、退社して独立しました。義姉のリウマチ歴は長く、西洋医学、東洋医学、民間療法と、はたから見ていても大変なくらい八方手を尽くして治療に努めましたが、進行を止められない状況でした。そんな時に、ふとしたことから玄米酵素「ハイ・ゲンキ」に出会い、食べ始めたところ、血沈などの検査値が医者も驚くほど目覚ましく改善されると共に、体調もよくなり、進んで外出するようになりました。同時に、義兄自らのアレルギー体質、姪の低血圧等も改善されました。すっかり「玄米酵素」の信奉者になった義兄は、「玄米酵素」の普及に乗り出し、現在、代理店として活発に活動しています。

そんなわけで私も、六年ほど前に、その義兄から「ハイ・ゲンキ」を勧められたのです。私は昔、肺結核をやってはいましたが、どことい って不調があるわけではなかったのです。私はもともと健康食品というようなものは大嫌いで、うさんくさい目で見ていたのですが、あまり勧めるものですから、食べてみることにしたのです。玄米酵素の原料は玄米で、これが体にいいということは誰でも知っていますし、少なくとも体に悪いことはないと、いわば義理にかられて食べ始めたわけです。ところが、意外なところに効果が現れました。

私は生まれは東京ですが、父が北海道の開拓団に応募して、終戦の一カ月前に渡道し、五年間開拓農業をやったのです。ところが、そこで、北海道の風土病的な痔（北海道ではガッチャキというのですが）にかかってしまったのです。寒いところだから、どうしても便がよく拭きとれず、肛門の周囲がかぶれるわけです。二十歳くらいから売薬をあれこれ使ったり、医者に行ったりで、一時的にはよくなってもすぐ元に戻ってしまい、ずっと薬とつき合っていたのです。最終的には、医者にもらったステロイド剤と非ステロイド剤を二つ持っていて、ひどくなったときはステロイド剤で抑え、あまりひどくないときは非ステロイド剤を使い、排便した後は、自宅なら必ず洗い、外ではトイレットペーパーをぬらしてよくふき、その後必ず軟膏を塗っておく。このようにしてずっと抑えていました。

それが「ハイ・ゲンキ」を食べ始めて数カ月経って気がついてみたら、知らず知らずのうちに痔が治ってしまい、薬とも縁が切れてしまったのです。四十年来の「痔主」との決別というわけでした。

私の娘も救われました。赤ん坊の頃からアトピー性皮膚炎があって、大人になっても治らず、手の皮膚がガサガサし、ひどいときにはしもやけの崩れたような手をしていたのが、跡形もなくきれいになってしまったのです。

妻もよく肩が凝ったりして、ときどきマッサージに行ったりしていたのが、まったく行かなくなりました。頭痛に悩まされることもほとんどなくなりました。

息子は大学時代、体育会のバレーボール部に属していましたが、玄米酵素を食べると、ハードな練習でも疲れないし、風邪も引きにくいといってごっそり食べていました。妻は、兄家族やわが家の体験から玄米酵素「ハイ・ゲンキ」のよさを知り、親類や友人・知人などに「玄米酵素」を紹介するようになりました。すると、そのほとんどのかたが体調がよくなり、その家族で食べるようになり、他のかたにも勧める、というように次第に輪が広がっていきました。しかも、皆さんから感謝されるのです。このような経緯から、妻は特約店となって玄米酵素「ハイ・ゲンキ」の普及を仕事とするようになりました。普及活動の基本は、なんといっても自らの体験と、健康セミナーなどで教えていただいた正しい食生活を一人でも多くのかたにお伝えし、健康の喜びをわかち合いたいという気持ちだと思います。

●標準量は一日六袋

玄米酵素「ハイ・ゲンキ」は、健康補助食品であって薬品ではありませんので、いつ食べてもいいし、薬のような「服用量」はありませんが、健康維持のための大人の標準量は毎食後グリーン二袋（一日六袋）が一応の目安といわれています。私は、最近は、毎食後グリーン三袋に古梅霊芝入り二袋とグルカン入り一袋を加えて食べています。玄米酵素「ハイ・ゲンキ」は代理店、特約店、ヘルスリーダーから買うことになりますが、どうして小売店などでは売らないかというと、細かいところまで説明し、フォローする必要があるからなのです。

たとえば、初めて食べ始めた場合、人によっては湿しんが出たり、便がゆるくなるなどの好転反応が出ることがあります。慢性病や持病のある人は、それが多少強く出る場合があるようです。これは副作用ではなく、体質が改善される一過程で起こるその証拠のようなものですからまったく心配ないのですが、そういうことをよく説明するなど、フォローをしてあげないと、「私には効かない」とか「かえってひどくなった」とか「私には合わない」というふうな誤解を生じ、食べるのを止めてしまう場合があるからです。

それで、ふつうの薬屋さんなどには置かず、しっかり指導してあげられるように、まず自分が体験して玄米酵素のすばらしさを理解し、こんなよいものなら人にも勧めたい、という形で普及活動をしているわけです。ですから、金もうけではなくて、この喜びをぜひほかの人にもわかちたい、人助けをしたいという方々がほとんどなのです。

株式会社玄米酵素は、正しい食生活の啓蒙運動を経営の大きな柱にしています。そのなかで、主食としては白米ではなく玄米を食べたほうがよいといつも説いています。しかし、玄米は炊き方が面倒だ、よくかまないと消化しにくくて胃に負担がかかる、白米に慣れた私たちの味覚からするとどうも味が落ちるといったことから、よいとわかっていてもなかなか長続きがしない。そこで、玄米酵素を食べることによって、白米を食べていても、玄米食以上の効果を挙げ、正しい食生活の補助にしよう、というのが玄米酵素「ハイ・ゲンキ」の位置づけなのです。

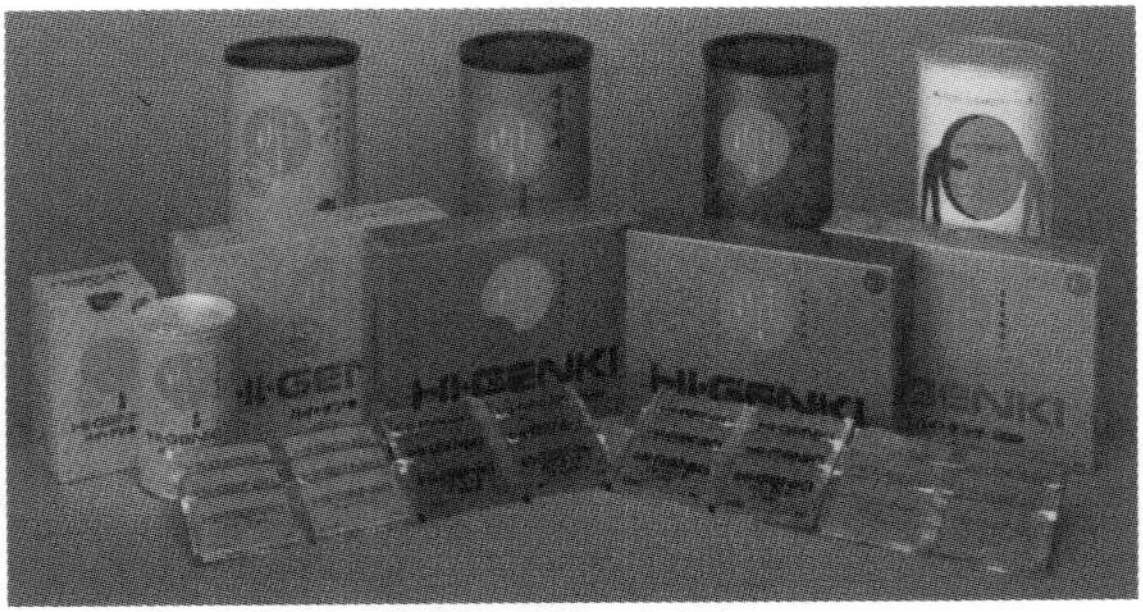

玄米酵素「商品群」

「玄米酵素」には、現在標準品となっている「葉緑素入りハイ・ゲンキ」（グリーン）のほかに、「古梅霊芝入り」「グルカン入り」などがあり、それぞれ優れた特徴をもっています。グリーン・古梅・グルカンの組み合わせは、それぞれの成分の相乗効果から「ゴールデントリオ」と呼ばれています。私も、前述のように、一日にグリーン九袋、古梅六袋とグルカンを三袋食べています。人に勧めるときも、たんなる健康維持のためにはグリーン六袋を、なにか慢性病をお持ちのかたには、できればそれに古梅・グルカンのいずれか、望ましくは両方をプラスするよう勧めています。

玄米酵素の主要商品

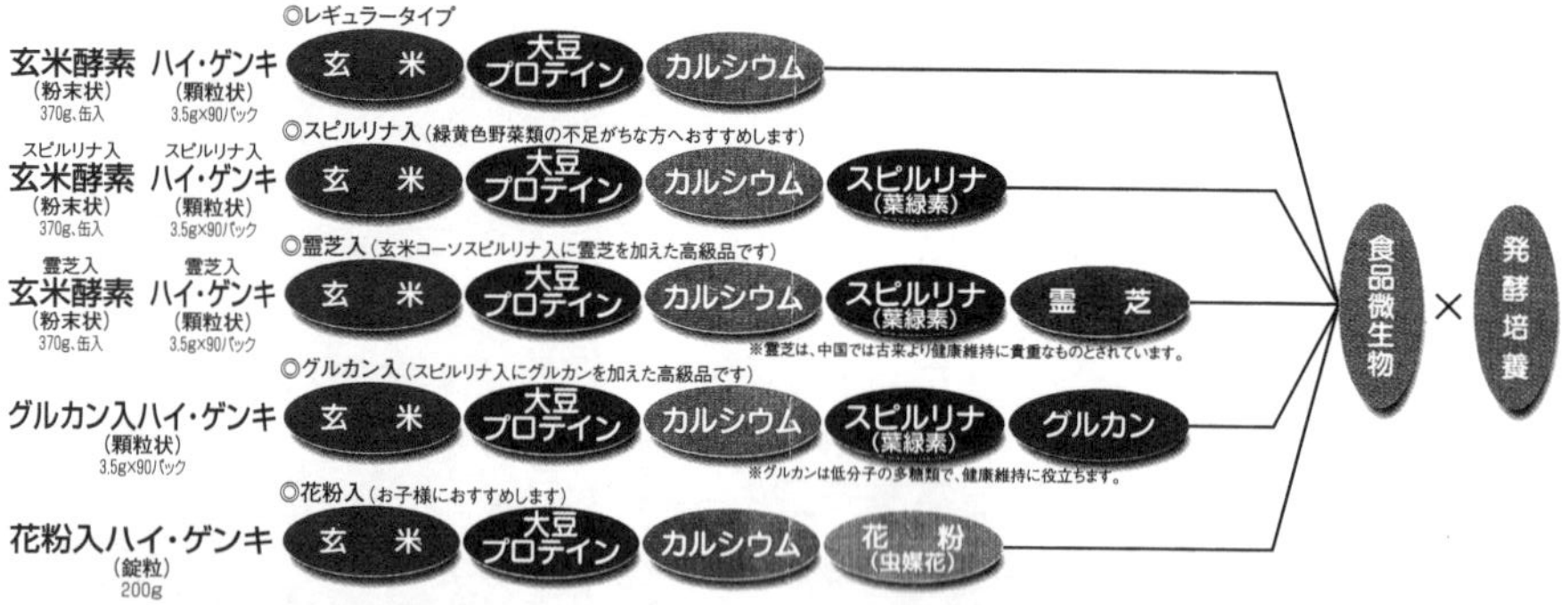

玄米コーソの食べ方と使用上の注意

- 玄米コーソは栄養補助食品ですので、食べる量や食べ方に決まりはありませんが、顆粒、粉末は１日３～９袋（杯）、錠粒は１日60～120粒を目安に、食事の時などに分けて水またはぬるめのお茶などでお召し上がり下さい。
- 幼児、子供の場合、適宜目安量の３分の１または２分の１に減らして下さい。
- 錠粒は一度に口に入れますと、喉に詰まることがありますので、少量ずつ分けてお召し上がり下さい。
- 初めての方の場合は、ごくまれに次の症状が現れることがあります。
  ・下痢、便秘、胃の不快感等　・発疹、かゆみ等
  これらは健康維持をする過程で一時的に起こることが多いのですが、このような症状が現れた時は、食べる量を減らして様子をみて下さい。それでも収まらないときは、お召し上がりになるのを止めて販売店または食生活指導センターに相談して下さい。
- 賞味期限内にお召し上がり下さい。万一、臭い・味に異常を感じたときは、食生活指導センターに連絡願います。

保存上の注意

本品を保管するときは、次の点にご注意下さい。

- 直射日光を避けて保管してください
- 高温多湿の所に置かないで下さい
- 缶入りは品質の変化を防ぐため、また虫などが入らないよう開封後はフタをきちんと締めて１ヶ月以内にお召し上がり下さい。粉末を袋から出して透明な容器等に入れて保管しないで下さい。

製品の管理

- 製品の管理には万全の注意を払っておりますが、万一不良品がございましたら良品と交換いたしますので、ご連絡下さい。
- 本品は自然食品でございます。したがって防腐剤や着色剤など化学合成添加物は一切使用していませんので、安心してご愛食下さい。
- 類似品も出回っていますので、マークをお確かめのうえお求め下さい。

栄養のご相談は **食生活指導センター**（フリーダイヤル0120-13-6789）

体質改善にチャレンジ――斎藤進（札幌市）

私は今年六十八歳になります。若いころは八〇〇人からの若衆をもち、土木建築の親方として皆の先頭に立って仕事をし、人並以上に健康で身体もがんじょうでした。五十歳代前半までは山菜採り、魚釣りと楽しく毎日を過ごしていましたが、平成四年七月二十日に腸の具合が悪くなり入院しました。翌日から検査の準備に入り、次の日検査を受けたところ、二個のポリープが見つかりました。手術でその二個を摘出しましたが、皆様にお話ししたいことは以下の体験です。

平成五年十二月頃からのことです。体がだるくなり、起きることも大変な状態になりました。いちばん気にかかったことは、歩くと何でもない所で足がひっかかり転げそうになることでした。その後よく注意していますと、上げたつもりの足が実際は上がっていないのです。さらによく観察しますと、足の指にしびれがあり、痛みも感じず、寒暖の差がわからないなど、ほとんど指先に感覚がないことに気づきました。

そこで平成六年二月、病院に行き、先程の各症状を医師に伝え診断を仰ぎました。ところがその医師のいうには「今は気温も低く寒いですからね。もう少し暖かくなってくるとよくなってきますよ」ということでした。

私はその医師の診察に疑問以上の憤りを感じ、すぐに別の病院に行き診察を受けようと思いました。というのも、以前テレビで、東京女子医大の教授による〈下肢静脈りゅう〉の番組を見たことがあり、どうも自分の症状がそのときの話に当てはまるように思ったからです。

案の定、二回目の病院で担当医から「斎藤さん、あなたの症状は下肢静脈りゅうの疑いが強いですね。さっそく精密検査をしましょう」ということになり、検査を受けました。その結果は、予想どおり下肢静脈りゅうでした。しかもかなり進行しており、このままでは壊死《えし》を起こし、指先を切断しなければならない事態になります、といわれました。

このような折り、ちょうど妹の所に行く用事があり、その時、私の今の状態を話したところ、妹から「これを毎食後、食べなさい」といわれて手渡されたのが「ハイ・ゲンキ」でした。

それはちょうど二月の中頃のことでした。私は三種類あった「ハイ・ゲンキ」の中から霊芝入りを食べることにしました。その時、妹から食事改善についても説明を受け、今日から実行しようと決め、その晩から霊芝入りを毎食後三袋ずつ食べ続けました。食べ始めた日の晩から、ひどい下痢が起こりましたが、妹から反応についても説明してもらっていたので量も減らさず食べ続け、なんと三日目の朝、足の指先にかすかに感触がありました。

そのときの私の気持ちは天にも昇る思いで、「ハイ・ゲンキ」で必ずよくなるという確信をもちました。そして、三カ月ほど経ったころ、自分の意思どおりに足も動くし、痛みも、寒暖も感じるまでよくなりました。いまは何の不自由もなく歩けるようになっています。

次に、もう一つよいことがありました。もともと腸にポリープがあったのを手術で摘出しました。平成七年八月四日のことです。トイレで用を足していたとき、何か異様な感じがしたので便を病院にもっていき検査してもらったところ、便のなかにポリープが一個見つかりました。

医師のいうには、「自然に取れたものです」ということでした。同じことが、九月二十七日にもありました。合計二個のポリープが取れたことになります。私はいまさらながら玄米酵素のすばらしさに驚異を感じています。

現在、私は三回目の体質改善にチャレンジしています。喘息《ぜんそく》が出てきたのです。これが私の最後の反応だと思い、「ハイ・ゲンキ」を食べ続けています。

この体験を生かし、微力ながら、周りの人々の健康のため、普及の輪を広げていきたいと考えています。

きんさん、ぎんさんが目標——石川史修（愛知県）

私は六十八歳、平成六年十二月ごろから、胃、十二指腸近くに鈍痛、胸やけを覚え、異常に腹が張り、歯ぐきの化膿、視力の減退により体力の限界を悟りました。

平成七年二月、町内の佐藤医院にてバリウム検査をしたところ、胃、十二指腸近くに親指大の影を発見し、先生のカルテ紹介で、三月に春日井市民病院で胃カメラの検査を実施しました。検査は細胞採取で長くかかりました。恐怖もあり、心配でした。平成七年二月十日～三月二十三日までの期間、ワラをもつかむ気持ちで「ハイ・ゲンキ」を食べました。

私の「ハイ・ゲンキ」との出会いは妻の紹介で、平成七年二月十五日、須内代理店の指導を受けました。私の好転反応は強烈な便秘でしたが、三～四日目に大きな便があり、とても体調がよくなりました。

三月二十三日、市民病院の胃カメラの結果が出て、薬事療法でいいといわれ手術は免れました。私はこの間、約四十日、ガンの恐怖を感じていましたので、感激でした。私はこれは、「ハイ・ゲンキ」の効果と信じました。その後、佐藤先生の薬と「ハイ・ゲンキ」の二本建てを実行致しました（食後三食グリーン）。その結果、九月に再度バリウム検査をし、親指大のかいようが全治したことをレントゲン写真で見せていただき、確認しました。

衰弱していた私は、体にエネルギーの湧き出る喜びを強く感じました。六十八歳のスタートです。妻の日頃の食生活の配慮にも感謝です。佐藤先生にもハイ・ゲンキをお礼にお届けしました。私はこの日から、生業であるリリーズバッグのお客様に多い生活習慣病の皆さんに、玄米酵素ハイ・ゲンキを普及すべきと決意しました。

妻の協力を得て、ＰＲのためのパネル、呼びかけポップ、私の体験パネル、諸先生方のテープ、とくにマグネシウムテープ、私の体験テープなどでオープニングし、本社の「ハイ・ゲンキライフ」その他の資料、『驚異の玄米酵素』の内容の勉強を基本として毎日励んでいます。とくに好転反応は大切と思い、自信、信念、プライドをもってＰＲしています。

多数の方々から、健康が改善された体験を承り、またお礼と感謝の言葉をいただき、生きがいを感じます。また、健康講座などで皆様から健康が改善された実話を承り、普及の自信ができました。普及の信念とは、毎日触れ合う人々に健康になっていただくための、真の使者たることを自覚することだと考えます。

私は現在、黄金トリオであるグリーン・古梅霊芝・グルカンを毎食後に食しています。そして目前の古希の祝、さらに喜の祝、傘寿の祝、米寿の祝、卒寿の祝、白寿の祝を玄米酵素「ハイ・ゲンキ」を食して迎えることを楽しみとし、いずれはきんさん、ぎんさんを目標に頑張ります。それは、妻の願いでもあります。

愛食し、代理店としても挑戦（売上連続トップ）

――富岡勲一（(有)ユースメイト・伊勢崎市）

私の人生を振り返りますと、高卒後、羅紗問屋への就職から始まり、イージーオーダーの紳士服販売店から時計宝飾販売店へと転職し、その後注文紳士服店を経営、さらに書店経営に乗り出したものの、業績悪化で倒産、四千万円の負債を抱え家屋敷を売却し、残債約一千万円となり、ブラックリストに載るという最悪の状態でした。その後は資金がないため無店舗販売（システム販売）、健康食品、健康機具、浄水器、販売、結婚披露宴の司会のアルバイトなど約二十業種の仕事をやりましたが、なかなか本物に出会えず、五里霧中の手さぐり状態でした。そんな時、一九九四年に（株）玄米酵素のハイ・ゲンキに出会いましたが、初めは半信半疑でした。

伊勢崎商工会議所にて岩崎社長の講演を初めて聞きました。温厚な人柄で経営哲学と会社の理念「人生はお役立ち競争の使命感」「人は自然法則の中で生かされている感謝の心」「病は善知識」「正しい食生活によって医食同源となる」など、わかりやすくセッセッと話され、正にその通りと納得し、これぞ本物と感激しました。ハイ・ゲンキはシンプルでわかりやすい商品で、原料は無農薬有機栽培の玄米・大豆をまるごと使用した「一物全体食」です。芽のある物は生命の糧になるの原理で、こうじ菌で発酵させた日本の伝統食。温故知新そのもの、他に類を見ない健康食品だと思いました。創業以来（三十周年）値上げもしない優秀な大衆健康主食食品だと確信しました。

ハイ・ゲンキは、製造と販売が一貫している会社JHFA（（財）日本健康栄養食品協会）認定マークISO９００２認定取得の生産ラインで信頼できます。ニーズは追風、世の中の人が待っている商品。これはいける、やるしかないと決意しました。

今までの数々経験してきた物売ビジネス的な感覚と比べて、草の根的な食改善普及活動（食育）であり、大事な友人・知人へ元気で長生きしてもらいたいからお伝えする、人のため社会のための使命感でやれる崇高な仕事だと思いました。

まず自分自身がハイ・ゲンキを愛食して古傷のムチ打ち後遺症と肝臓病などが改善され、健康とビジネスが両方良くなる、一石二鳥の素晴らしい仕事だと思いました。そして全国販売店研修会、ハイ・ゲンキ健康講座などで学ばせていただき、より一層自信と確信が湧きました。

市場はまだこれから、市場占有率も〇・一％に満たない事を知り、ビジネスチャンスと思い全国飛び歩きました。そして、本物を求めている方々に出会い、今や松江、堺、東京、長野、高崎、仙台、水沢、盛岡、秋田とユースメイトグループの代理店が拡がりました。現在では、残債も返済が終り、ブラックリストも解除となり長年の慢性病「マネー欠乏症候群」も改善されております。

二〇〇〇年一年間の売上総額は定価換算で約五億七千万円となり、私自身ビックリしております。これからの目標・夢は、北関東伊勢崎の地にエコロビルのような情報発信場所をつくることです。

玄米酵素で九つの病気とさよならができた——藤倉みち代（群馬県）

私の病気。椎間板ヘルニア、胃けいれん、狭心症、再発性角膜はく離、頭痛、低血圧、冷え症、肝機能低下、卵巣囊腫。

私は二十歳で椎間板ヘルニアになり、胸から腰までコルセットを装着するようになりました。年に二～三回、全身を痛みが貫き、何年か繰り返しているうちに突然の胃けいれん、七転八倒の苦しみを味わいました。勤め先の主治医によって、毎日毎日の血管注射と痛み止めの薬、ブスコバンの服用。退職した後も保険証の五年間継続を二回しました。この間に今度は狭心症に。ニトログリセリンとブスコバンをいつも携帯するようになりました。そして右目に突然の激痛。入院、点滴を繰り返しても痛みは治まらず、再発性角膜はく離と診断されました。ほかの病気は薬で痛みは治りますが、これは痛みが治りません。医師に角膜移植をお願いしましたが、提供者が少なく順番待ちと言われました。その後痛みと戦う毎日で視力も著しく低下。右目をかばうため左目にも負担がかかり左肩や首筋、頭半分が年中痛みました。

こんな状態ですので人が勧める健康食品、健康器具などワラにもすがる気持ちで相当の金額を使いました。そして、今から五年二カ月前、友人が玄米酵素を食しムチ打ち症がどんどんよくなる様子を見て、私も食べはじめました。角膜はく離を病むようですから目ヤニなど出なかったのが、一日食べて翌朝、目ヤニで目が開かないのです。その時、もしかしたら目が治るかもしれないという思いで目覚めました。

その日から五年二カ月、眼科と縁が切れました。他の病気もだんだん良くなり、一年ほどでまったく薬を飲まなくなりました。椎間板ヘルニアもレントゲンの結果、治癒していました。

食べはじめて四年ほど経ったときに骨粗鬆症の検査を行ったのですが、なんと、二十代の男性以上の骨量との結果には驚きました。その時、五十五歳でした。

考えてみますと、ほとんどの病気は食事の過ちが原因のようです。正しい食事をすれば血液がきれいになり、間違った食事をすれば、血液が汚れる。その結果病気になる。食事が自分の細胞のすべてをつくることを今さらながら認識しました。

私の体験

愛食者からのメッセージ

「継続は力なり」とはよくいわれるが、「ハイ・ゲンキ」は食後、即効力があるわけではない。徐々に体質を改善させるのを補助・促進するものだ。好転反応で一時異常をきたすことがあるが、それは体質改善の信号でもある。ここでは、「ハイ・ゲンキ」に寄せ

私の体験

られた愛食者からのメッセージをまとめて紹介することにする。

最初、主人は、なかなか食べようとしませんでしたが、子供の喘息《ぜんそく》が少しずつよくなってきたので、食べるようになりました。反応が一週間ほど出ましたが、今年は花粉症にもぜんぜん悩まされずに、びっくりしている状態です。家族全員、一生食べ続けたいと思っています（長崎県・女性三十五歳）。

まだ食べ始めて間がないのですが、便秘（三〜四日に一回程度）だったのが、毎朝、便通があるようになりました。主人にも勧めて、食べるようになったので、体調がよくなるのが楽しみです（広島県・女性二十六歳）。

日頃から、体を健康に保つということに気を配っており、体質改善を楽しみにしております。自閉症の子供が、落ち着いてきました（広島県・女性五十歳）。

冬は、アンカと靴下がないと寝られなかったのが、食べだしてからは、ずっとアンカなし、裸足で寝ています。親戚の人も、肩コリがひどかったのがすっかりコラなくなりました。

主人が毎年二回ほど、二、三日寝込むほどの風邪を引いていたのが、ひかなくなり、

私の体験

少し風邪気味でもすぐ治るようになりました（千葉県・女性三十七歳）。

昨年までは、低血圧や、風邪を引きやすかったり、春には花粉アレルギーで悩まされたりしておりましたが、玄米酵素「ハイ・ゲンキ」を食べ始めてからは、徐々に元気になり、妻ともども喜んでおります（埼玉県・男性三十八歳）。

五年間もの間、膀胱炎で苦しんできましたが、玄米酵素を食べ始めて約三カ月になりますが、今のところとても調子がよくて喜んでいます。（新潟県・女性二十七歳）

もともと、すぐに体調を崩しやすいので、食物にはずいぶんこだわっていますが、「ハイ・ゲンキ」を食べ続けて、肌の回復の早さと、抵抗力の強さと、体調と、すべてプラスの方へ行くようになっています（福岡県・女性二十八歳）。

薬も漢方薬も信じることができなかった私ですが、玄米酵素を知り、食べるようになって五カ月目くらいから、体調がよくなってくるのがわかるようになり、本当に助けられたと感謝いたしております（北海道・女性四十八歳）。

私の体験

甘いものが大好きでたくさん食べていたのが、甘味を強く感じるようになり、量がずいぶん減りました（神奈川県・女性四十五歳）。

血行不順のため足にしびれがあり、これを食べ始め半月あたりから余計ひどくなり、気になったが、好転反応ではと気づいて納得。しだいに元気になった。体が軽やかになり、坂道を自転車で上り下り、いままでになく一気に上れて効力を感じ、感謝（愛知県・女性六十六歳）。

いろいろ健康法に挑戦したが、どうしても便秘が治らなかったのに、ハイ・ゲンキで治った（大阪府・男性四十歳）。

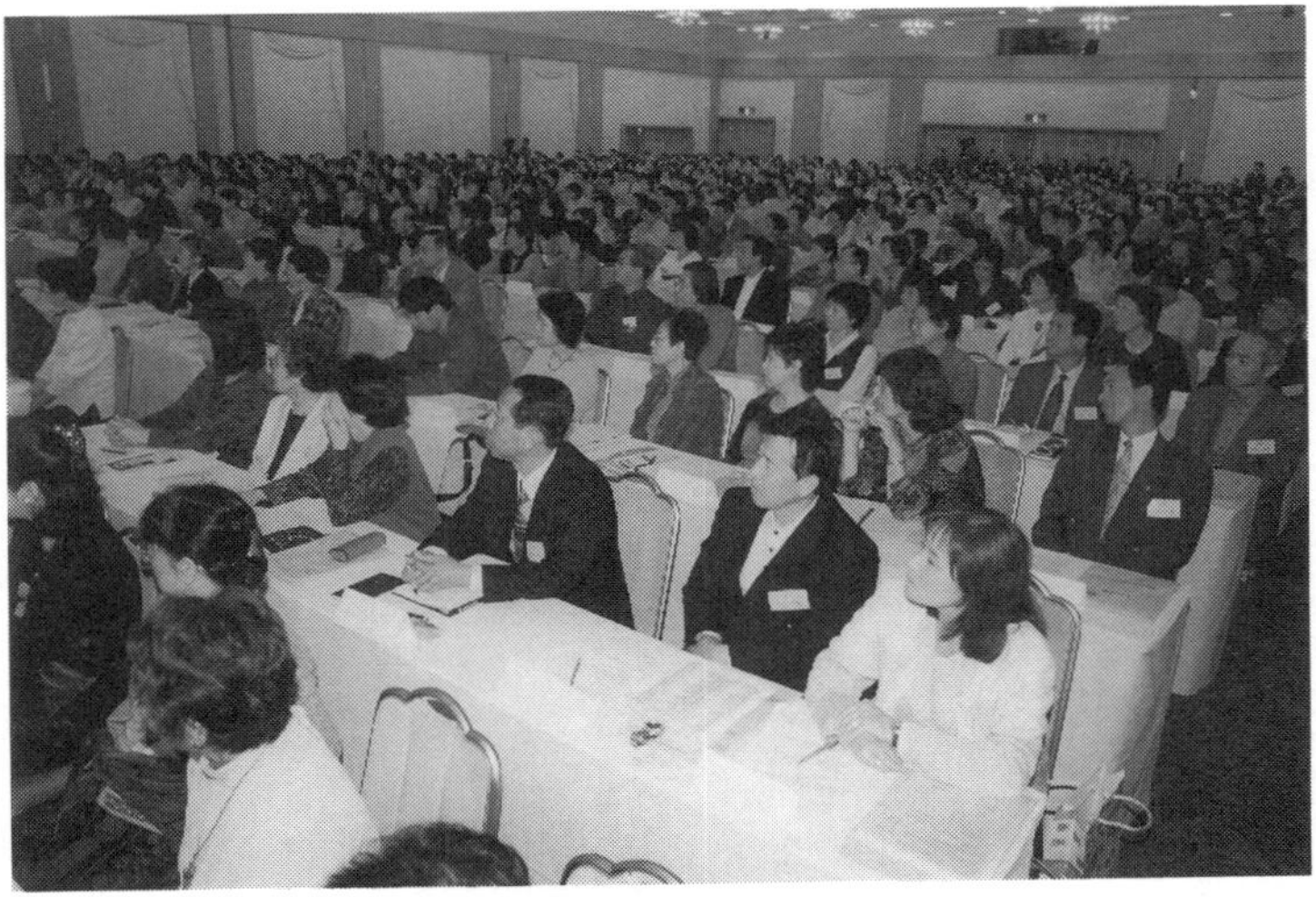

全国販売店研修会

健康随筆 HEALTH ESSAYS

株式会社玄米酵素　代表取締役
(財)北海道食品科学技術振興財団理事長　岩崎　輝明

赤ひげ先生の「食十一訓」

九州の赤ひげこと、竹熊宜孝先生は医師としては大変ユニークなお医者様です。九州は熊本県の三ヵ町村でつくる公立病院「菊池養生園」院長として赴任するや、食養生を主とした自然食療法を実施、見込まれていた医療費の赤字をまたたく間に解消し、翌年には二千万円の黒字にしたそうです。その内容は竹熊先生の健康体験を経て生まれたものでした。

まだ若き医師として活躍されていた頃、体もでっぷりと肥満気味で、高血圧をはじめ糖尿病を引き起こしたのです。ご両親や兄弟も同様であることから、これは我が家の遺伝病と、当時はあきらめていたとのこと。

しかし、あるきっかけから大阪府八尾市で開業する名医、甲田光雄先生の存在を知りました。甲田先生は、ヒ素ミルク中毒の子供たちに対し絶食療法や玄米食療法で多大な効果をあげて、当時から話題になっていたのです。

縁あって甲田療法の指導を受け体験された竹熊先生は、まさに目からウロコでした。遺伝とあきらめていた肥満をはじめ高血圧や糖尿病もすっかり改善され、遺伝していたのは口のいやしさであったと悟られたといいます。

そんなご自身の体験から食養生を学びとられ、これからの医学は対症療法のみではなく、予防医学こそ究極の医療と確信し、食事改善を主とした医療の活躍が始まるのです。当時、行財政改革を成し遂げられた経団連名誉会長の土光敏夫さんも、竹熊先生の支持者で、先生の著書『鍬と聴診器』に推薦文を書かれておりました。

ここに竹熊先生の示された「食十一訓」をお知らせいたしますので、参考にしてください。

食十一訓

一、食は生き物、命《いのち》なり
感謝なくてはいただけぬ

一、つばは良薬、胃の薬
かめばかむほどききめあり

一、腹は八分目、胃の門限は九時である

一、雑穀は草の実、野菜は根と葉、
海草は海の草
草を楽しむと書いて薬という
薬は飲むでなくたべるもの

一、小豆、大豆は肉に劣らず　いのちながらえ病なし

一、品物の山で病となる
これ癌といえり
白米は粕とも書く　共に読んで字の如し

一、文明病は砂糖漬　甘い甘え、甘やかす
これ文明病の遺産なり

一、塩なくては生きられぬ
だが血圧も高い低いは塩加減

一、農薬は農毒薬の略字なり
虫はころりと人間はじわっと殺される

一、食養生とは食うだけが能じゃない
食わぬも養生の一つなり

一、親に似た亀《がめ》ん子　口のいやしさが遺伝する

（出典）玄米酵素機関誌「ハイゲンキライフ」110号より。

第7章

総合的な健康社会をめざす――玄米酵素の理念と実践

真の健康産業へ着々と布石

株式会社玄米酵素の本社は札幌にあり、東京に支社、大阪と福岡に営業所がある。東京・両国にはエコロジーをコンセプトとして「エコロ」という名のビルを建て、一階は自然食の専門店、二階は自然食レストラン、三階は自然食の料理教室、四階にはエコロジーを学ぶ研修センターがある。六階は東京支社のオフィスとなっている。まさにトータルな健康をめざす東京の情報発信基地である。

また、自然食の正しい啓蒙と、自然環境を守り、安全な食品を普及するために、財団法人北海道食品科学技術振興財団をも運営している。

さらに、一九八八年には国立公園の洞爺に、正しい食事の実践保養所として洞爺健康館を開設。九一年には農業法人洞爺自然農園を開設して自然農法の研究を行っており、春にはアスパラガス、イチゴ、秋にはカボチャ、ジャガイモと、自然農法の生産物を提供している。

札幌から車で五〇分ぐらいの当別町には生産工場をもち、九五年には第二工場の第一期工事が完成、今後も海外、国内の多くの方々に正しい食生活で生活習慣病や慢性病を防いでもらうことを目的に、たった一度きりの人生を、健康で生きがいのある豊かなものにしていただけるよう努めていくと、岩崎は強調する。

ここでは、株式会社玄米酵素が今後、どのような方向に歩もうとしているかを示す意味でも、現在実践している販売システムや全国販売店研修会、総合健康ビル「両国・エコロビル」、洞爺健康館等について紹介しておきたい。

そこから二十一世紀をめざす企業理念が見えてくるはずである。

”金もうけ主義“は去れ

玄米酵素は説得商品であるとの信念から、岩崎輝明が全国に張った流通ネットワークはキメが細かく、アフターケアが行き届いているのが特徴である。

代理店をトップに、その下に特約店を置き、さらに末端の小売店に当たる「ヘルスリーダー」、「愛食者＝お客さま」と分かれ、”ピラミッド型“の布陣を敷いている。もっとわかりやすくいえば、「代理店」には、玄米酵素「ハイ・ゲンキ」のすべてを知りつくし、栄養の指導ができる人たちを配置する。代理店になるためには、特約店として規定数量以上の普及をすることが必要となる。

「特約店」は中間の問屋に位置し、玄米酵素「ハイ・ゲンキ」の「愛食者」のなかから販売、普及したいと申し入れがあった人たちで構成されている。特約店へ登録するには二つの道がある。一つはヘルスリーダーの資格があって過去六カ月以内の取引数量が、ある一定以上になった場合。もう一つはヘルスリーダーに登録している人でも、一般愛食者であっても、特約店の価格で規定数量を一括購入することにより、いきなり特約店になることもできる。

「ヘルスリーダー」は玄米酵素を愛用している人なら誰でもなることができ、口コミで販売、普及できる人たちで構成されている。ヘルスリーダーは愛食者と特約店の中間ぐらいの人である。すなわち将来、特約店をめざして一般の人々への普及を積極的に行うとともに、上部販売店と協力して愛食者のなかからヘルスリーダーの育成を図ると同時に、正しい食事の知識を学び、その指導も心がける人である。そして「ハイ・ゲンキ」の注文を一ケース以上の単位ですることが条件である。ヘルスリーダーには家庭の主婦がかなり多いが、ソフィア中村、装道グループなど、客と接するトップ業界の応援も得ている。

「美容師さんがヘアーをセットしながらお客に自然食や玄米酵素の効用を話してもらう。みんな愛食者や体験者だから説得力がある。大変ソフトな戦術で、非常にうまくいっていますよ」

と、岩崎は目を細める。ニュービジネスを育てるのに大切な現代の「感性」がここにある。顧客が納得し、社会的に受け入れられるものでなくてはならない。

ヘルスリーダーには、売上げの二五パーセントが入る仕組みになっている。特約店を引き受けて成功した脱サラ組や、ヘルスリーダーに徹して、一家の支えになっている人も多い。しかし、岩崎はいつもこういって気持ちを引き締めさせる。

「金もうけだけ、目先のことだけを考えてはいつか失敗する。多くの人たちを健康に導くという信念をもったリーダーであってほしい。」

現在、代理店として活躍している愛知県稲沢市の江本朝彦も、岩崎の考え方に動かされ、職業を変えて成功した一人だ。

「五〇代に入って、何か他人に喜ばれる仕事がないかと考えていたとき、思いがけない雑誌の記事にクギづけになった。玄米酵素の岩崎社長が〝金もうけ主義の人は販売をご遠慮下さい〟と語っていたのです。脱サラ特集で、幾人かの成功者の話のなかで、ひときわ強烈に私をゆさぶるものがありました。〝これだ。これを生涯の仕事にしよう〟と決意すると、すぐ電話機を握っていたのです。」

販売システムは代理店、特約店、ヘルスリーダー、愛食者のピラミッド型になってはいるが、実際には電話等での問い合わせも多い。近くの特約店やヘルスリーダーを紹介し、その人が説明し、商品を届ける。

玄米酵素「ハイ・ゲンキ」は一ボックスに九〇袋入っていて、それが一〇個で一ケースとなる。一ケースを購入するとき、玄米酵素「ハイ・ゲンキ」を積極的に普及する意思があり、登録料五〇〇〇円を払えば、ヘルスリーダーになれる。ヘルスリーダーになると原価の十六パーセント引きで購入できるので、これを次のほしい人に定価で販売すればマージンを得ることになる。

こうしたシステム販売のおかげで、代理店の人がどんどん傘下をつくっていくと、かなりの高収入も期待できることになる。

また、このビジネスはまず主婦が共鳴し、次いで中高年のサラリーマンが共鳴、そして若者の参加、企業の賛同も増える。それぞれが、それぞれのビジネスとして自立し、販促の果実を手にすることができる——。

流通ルートは、海外にも少しずつ広げている。日本人の「愛食者」が旅行の際、現地の人たちに「ハイ・ゲンキ」を紹介することも手伝っている。

現在、代理店一七〇店、特約店二六〇〇店、ヘルスリーダー三万人を全国に置き、海外では台湾やマレーシア、ハワイ、ロサンゼルス、カナダに拠点がある。

普及活動そのものがビジネス

岩崎はいままでよく次のような質問を受けることがある。

「どうしてデパートで売らないのか。全国のデパートで売っていたら、もっと買いやすいのに——。」

しかし、岩崎の答えは決まって「それはやりません」である。

玄米酵素をたんなるお金もうけの手段として取り扱ってほしくない。玄米酵素のよさは実際に体験してもらうしかない。そしてその体験を広めてもらいたいという商品戦略ポリシーに抵触するからである。

デパートやショッピングセンターといった一般の流通ルートに乗せないのは、それがプラスにならないからである。その理由は、玄米酵素の真価を正しく伝えることが大事だからである。かりに、店頭にポッと置かれた玄米酵素「ハイ・ゲンキ」を手にとって購入してもらっても、商品の真価である「ハイ・ゲンキ」の機能性の部分を到底理解してはもらえないからだ。

玄米酵素「ハイ・ゲンキ」は、成人病や慢性病を治すクスリではない。しかし、その愛用（「愛食」といっている）は、これらの不健康状態からの脱出を実現させる。その体験は、不健康だったときの悩みが深刻であればあるほど、感動的となる。そういう体験は自分の身近にいる人に伝えたくなるものだ。こうして、その体験者を中心にした「愛食者」の小さな輪ができる。

社会との共生・共感であり、リピートが生まれる。ニュービジネスを育てる「顧客満足」がここにある。

また、同様に、各地で誕生したこの小さな輪が、次々と大きく広がっていく。代理店、特約店はこうして育っていき、月々の取扱量がコンスタントに増えていく。体験情報の共有とその伝達が、そのままビジネスの拡大につながっていくのである。

玄米酵素「ハイ・ゲンキ」の普及事業は、まさに、時代の要請に応えた、出現すべくして出現したニュービジネスだといえる。

しかし、一方では体験情報にはそれを裏づける医学的根拠も必要だ。その点については、北海道大学名誉教授・高橋義夫（故人）が「ハイ・ゲンキには玄米の効用と酵素の効能の両方がある」と次のように指摘している。

「玄米の効能としては、（一）体内毒素排出作用による食品添加物、公害汚染物質、薬害の除去、（二）豊富な繊維によって腸からの毒素吸収を疎外、血液を浄化して成人病を防ぐ、（三）肉食中心の食生活からくる酸毒症を防いで体質をアルカリ性に変え、病気にかかりにくい身体をつくる、（四）十分なビタミンB群の働きでストレス、心身症に陥りにくい強固な神経を生みだす。」

玄米酵素「ハイ・ゲンキ」の普及活動は、たんに体験を分かち合うばかりでなく、こうした医学的背景の学習も必要となる。このため、グループは専門講師を招いての学習会も頻繁に実施しており、よく勉強する集団だといってもいい。

これが玄米酵素の理念であり、その理念の実践がそのまま企業活動となっているのである。

総合健康ビル「両国・エコロ」

一九九四年八月、東京の下町、両国駅東口に食や食材を中心に、自然食の店やレストラン、健康教室、講演会・交流のためのホールといった施設をもつ総合健康ビル「エコロ」ビル（六階建て、東京都墨田区両国三―二四―一〇　電話〇三―三六三五―三二七〇）が誕生した。

健康をトータルに考え、実践するための総合健康ビルである。全国に玄米酵素の企業理念を浸透させ、玄米酵素「ハイ・

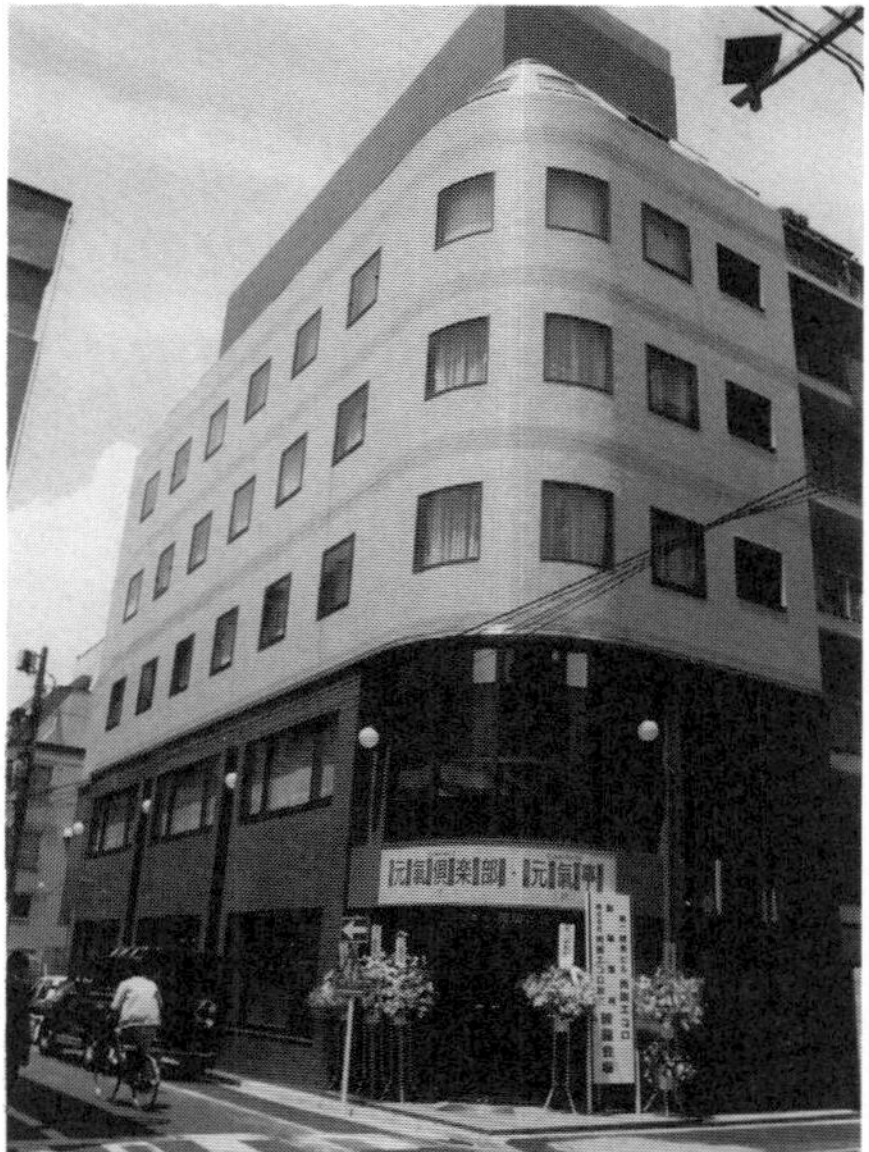

両国エコロビル

ゲンキ」を通じて健康についての理解を深め、ビジネスとしてもしっかり根づかせるための拠点である。

そもそも株式会社玄米酵素の企業理念は、「食改善を通じて真の健康をお届けする」にあり、その根底には「医食同源」という考えがある。

つまり、食生活の改善だが、同社では健康食品を売るだけでなく、食生活を改善することを最終的な目的としていて、この「エコロ」ビルはまさに〝健康の情報発信基地〟をめざしている。

「エコロ」ビルは、あらゆるところに、地球を考え、環境を考え、健康を考えた新しい設備が導入されている。ビル建設に際しては、環境と健康に配慮し、磁場の調整に効果があり、細菌の発生を抑え、酸化臭や湿気がなくなる、野菜の鮮度が落ちない、イオン処理に相乗効果があるなど、このビルで働く人たちを快適にする環境改善工事のために、地下に九〇〇キログラム、各階の天井と床に一五〇〇キログラムの合計二四〇〇キログラムの活性炭を使用しているのが大きな特徴である。

また、各階の空気はマイナスイオンが豊富であり、ビル内の飲料水や料理に使用する水はナチュラルな磁気水を使っている。印刷物や紙袋には森林資源保護のために非木材の紙を使用している。

その他、特筆すべきことは、エコロビルとして通産省や東京電力認可の節電システム「E

PS」、節水システム「アクアクルー」の導入を検討していることだろう。

常に地球環境を意識し、健康を求める情報を世界に向けて発信する情報発信基地としての設計思想がそこにはある。

ではそれぞれのフロアについて説明しよう。

［一階］自然の恵みを全国から集めたエコロショップ「元氣倶楽部」

「健康は正しい食生活から」といわれるように、よい食材を選び、正しい調理が健康のもとになる。そこで元氣倶楽部では、北海道の洞爺に自然農園をもち、そこで収穫した無農薬有機栽培野菜をはじめ、天然発酵パン、一〇〇パーセント天然ジュース、自然のタマゴ、菓子、自然塩などの調味料などで安全でおいしい食材を豊富にとりそろえている。

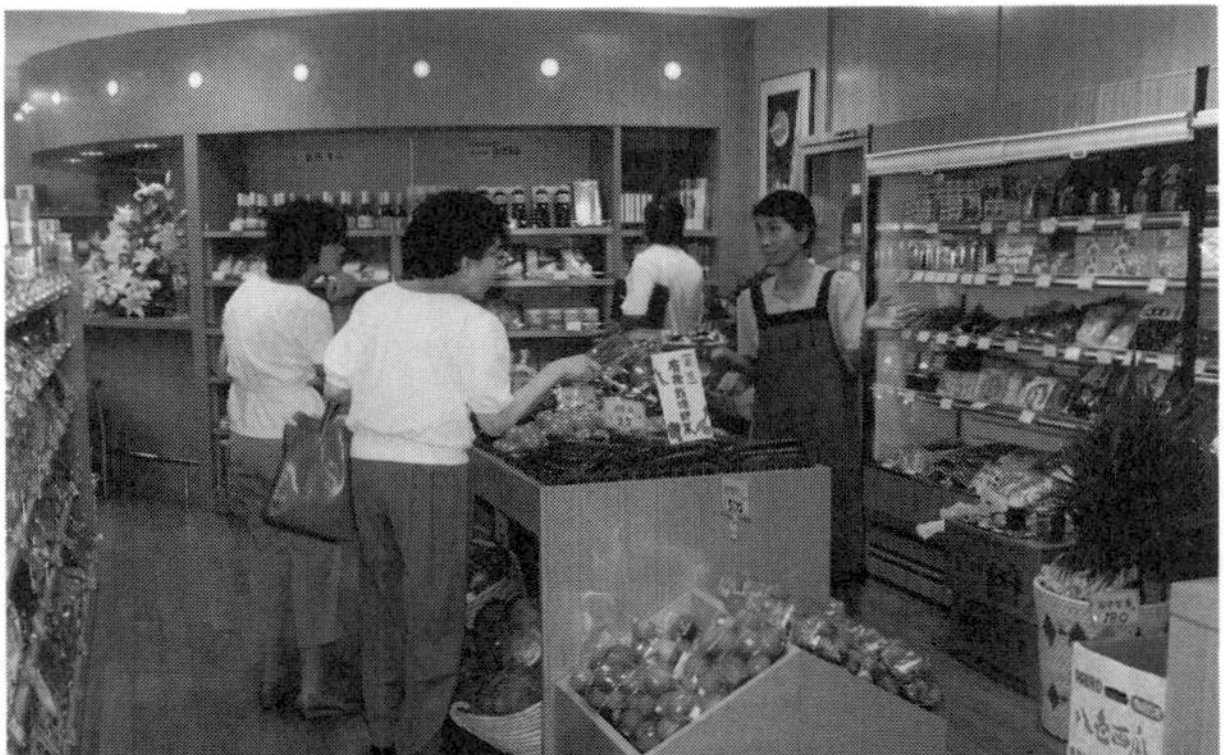

エコロショップ「元氣倶楽部」

厳選された全国各地の逸品コーナーや二階の「元氣亭」で使用する食材、調味料のコーナーなど、こだわりをもった商品を選び、地域の人々に愛されるためにも、健康を考える人たちの拠点として、大きな広がりをめざしている（実際のアイテムは一五〇〇以上そろえている）。

元氣倶楽部に立ち寄って店内をのぞくと、かなり多くの主婦層がショッピングを楽しんでいる。自然食関係が主体だが、必ずしも食品ばかりでなく、ソックスやナイロン製ではなく、ハイパーソックスや足の裏健康器のようなものもあり、これがじつに楽しい。

自然食の中心は何といっても玄米。玄米酵素の商品だけでなく、いろいろな会社からも仕入れている。ちなみにベストセラーは、ミネラル塩、さしみ昆布、元気糖、根こんぶだという。

また、「エコロ会員」制（入会金、会費は無料）もあり、会員にはカードを発行し、多くの特典を用意している。

たとえば、入会時から六ヵ月ごとに、利用金額が一万円以上になると、五パーセントの金券がプレゼントされたり、イベントや三階のエコロクッキングスクールに優先的に参加できる、さらに健康に関する情報や新製品に関する情報も優先的に入手することができるそうである。

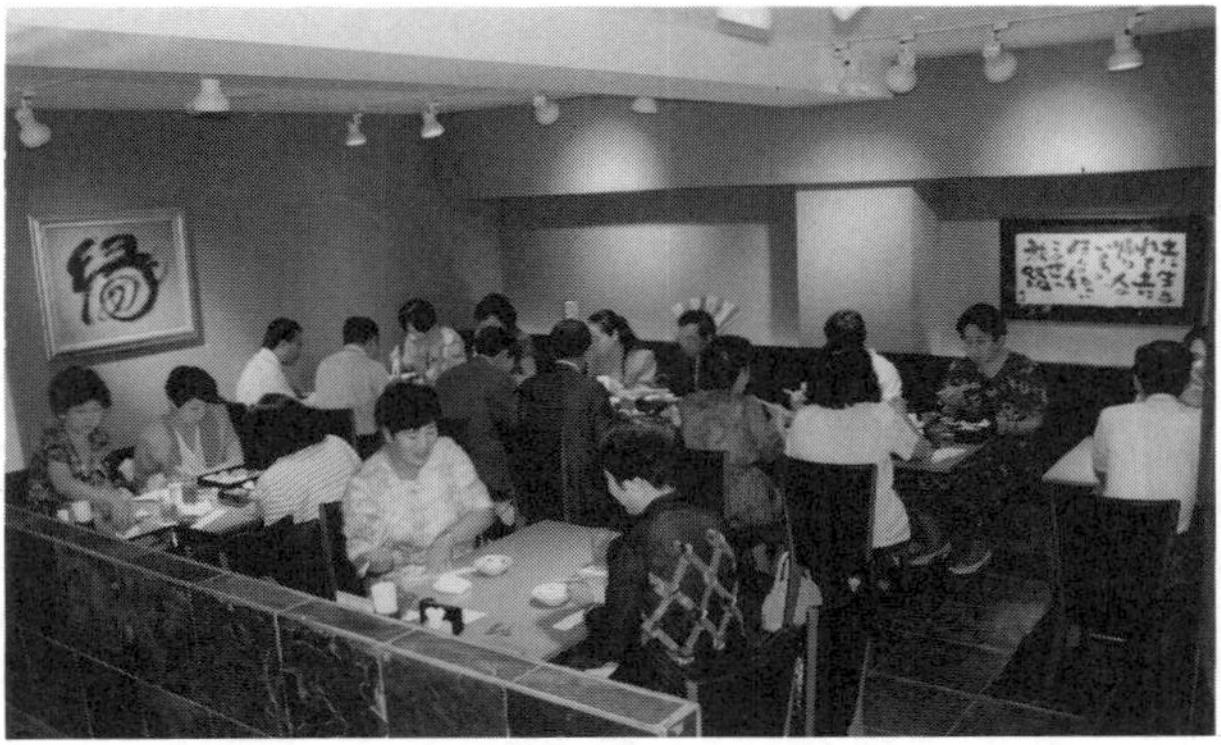

レストラン「元氣亭」

［二階］世界で注目の日本の伝統食が気軽に味わえる「元氣亭」

玄米食料理のフルコースが食べられる。むろん、ランチタイムサービスもある。有機栽培の野菜のおいしさを知ることができる。また、自分の味覚がいかに化学調味料にならされてしまっているかを体験することもできる。そういうメニュー構成になっているのも「元氣亭」ならではの特徴だ。

店内はモダンな和風づくり。しっとりと落ちついていて、壁の色やテーブルにも自然食を味わえる雰囲気を醸し出しており、店内の空気も非常にすがすがしい。同社が北海道洞爺に有する自然農園で収穫された無農薬、有機栽培野菜のほか、全国各地から取り寄せたこだわりの食材を使用、健康への配慮から動物性のものは魚介類をわずかに使用するだけで、調味料は無添加のものを厳選。日本の伝統ある美しい和食を再現、おいしいヘルシー料理を味わってもらうことを目的としている。

また、昼には玄米料理を気軽に味わえるランチも用意。「日替わり膳」として、気楽弁当（九〇〇円）、まどか弁当（一二〇〇円）、キノコ雑炊（八五〇円）等、季節に合わせた料理が食べられる。

また、毎月第三木曜日には、自然食バイキングを開催しており、ひすいあんかけ豆腐や煮物盛り合わせ、あわび茸、しいたけ煮物、グルテン照り焼き風など、旬の食材で毎日工夫を凝らしている。

ランチタイムは近所のサラリーマンやOLでにぎわっている。週に二～三度訪れるサラリーマンもいる。だが、それにもましてわざわざ遠方からやってくる主婦層が圧倒的に多い。

二～四人の仲間で来ているのは三階のエコロクッキングスクールの講習の後だろうか、お互いに食事の素材の情報を交換している。玄米食のよさを話し合ったり、女子店員に質問をしたり、「元氣亭」のマネージャーがいろいろ質問に答えるといった健康食談義があちこちで繰り広げられているのも、「元氣亭」ならではの光景である。

［三階］エコロクッキングスクール

エコロクッキングスクールでは、身体によい食事や健康・自然食料理の基本を教えるこ

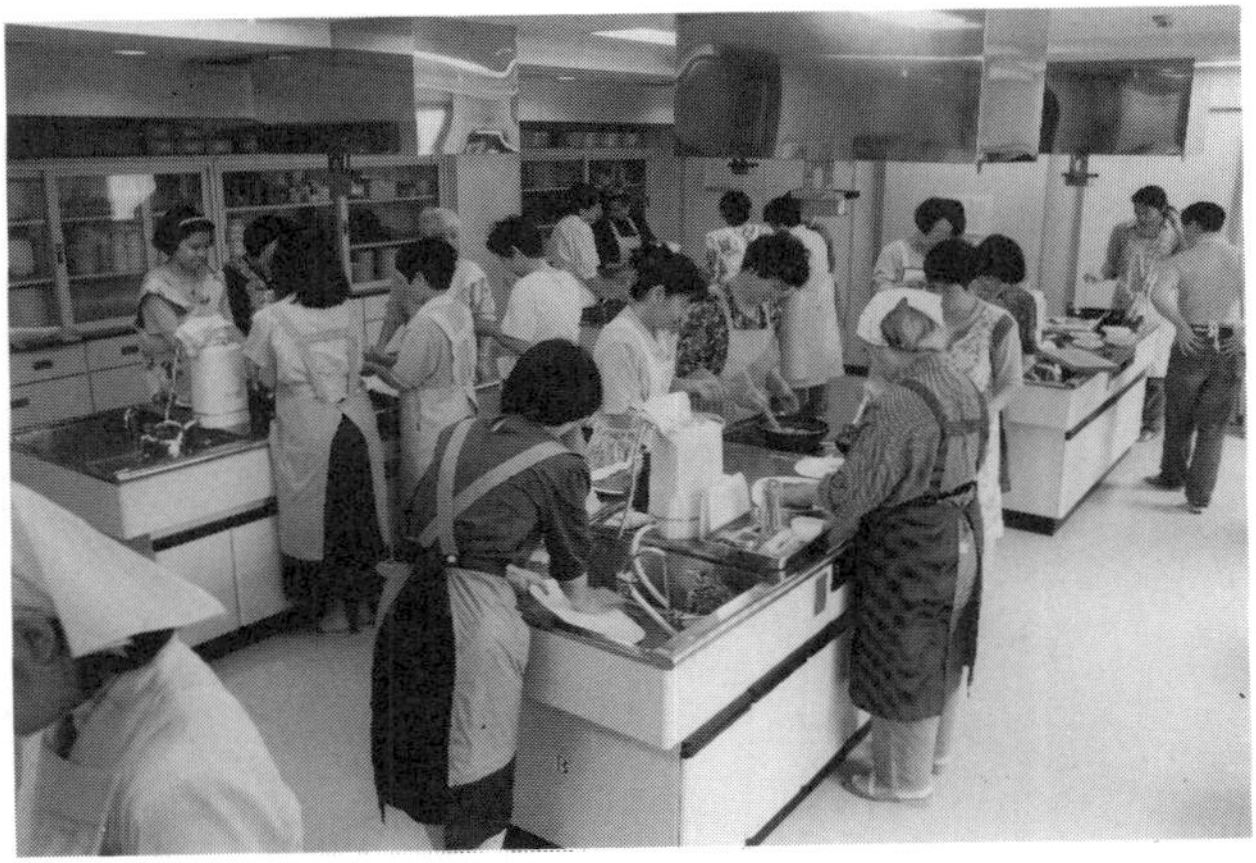

エコロクッキングスクール

とと、それを教える指導者の育成を目的としている。現在のさまざまな病気に対して、正しい食事、とくに日本の伝統食は有力な予防手段として世界の注目を浴びている。

エコロクッキングスクールは自然食料理の基本から応用までを教える料理教室。生活習慣病の予防をはじめ、アレルギーの子供のために、独身女性や単身赴任の人などに、それぞれタイプ別の料理教室や健康を回復するための料理など、専門の栄養士や各分野の専門講師がそれぞれのタイプにもっとも適した料理法を楽しく、わかりやすく親切に教えてくれる。

このエコロクッキングスクールでの自然食料理教室は月一回のコースは随時、初級は毎年五月に始まる。初級、中級、上級、師範の四コースで栄養士は現在六名。修了者には公共機関の資格ではないが、修了書を出している。

コースの内容は、自然食の穀物菜食を基本とし、玄米の炊き方からはじまり、献立の立て方などを学ぶ。できあがった料理をみて、なにかもの足りない印象を受ける人がいるかもしれないが、食べると十分満足感を味わう。

ちなみにエコロクッキングスクールの初級コースの生徒募集の内容は左記の通りである。

コース　火曜コース（毎週）、木曜コース（月一回、第三木曜）

・時間　受付　一〇時～一〇時三〇分

　　　　授業　一〇時三〇分～一三時三〇分

・費用　初級　全一〇回　三万円

　　　　入会金　一般　一万二〇〇〇円（玄米酵素販売店は割引あり）

また、毎月一～二回、誰でも参加できる特別講習会も用意されている。二時間の講習で参加費三五〇〇円である。参加者はエプロン、筆記用具が必要である。

［四階］エコロホール

エコロホールは多目的ホールで、一般にも開放しているが、その利用目的は健康関連が多い。利用者は各階のそれぞれの機能に関心をもち、情報として活用している。

玄米酵素の愛食者はもちろん、一般の人々にも利用できるコミュニティースペースである。「元氣亭」での食事を楽しみながら、講師の先生方と健康談義などで過ごす健康講座や研修会、月例会、ヨガ、練功十八法、コンサート等、目的に合わせて多用途に利用できる。

まず講習会。販売店のクラス別の講習会もある。初めてヘルスリーダーになった人を集めた販売店研修を行ったり、直接、健康そのもののテーマ以外にも、各販売店、代理店以下、特約店、ヘルスリーダーの人たちに案内状を出して文化セミナーを開催し、その後パーティーをするということもある。

また、エコロ文化セミナーも定例的に開かれており、平成七年十二月には、フィンランドの歌手ヤドランカさんを招いて、パーティーを実施した。

株式会社玄米酵素の岩崎輝明社長の講演も数多くここで開催される。

ちなみに、全国代理店会議は毎年五月、ゴールデンウィークの週の最初のほうに、札幌で開催されるが、八月にはこのエコロホールで開催することが多い。

自然食の道場、洞爺健康館

一九八八年十月、岩崎は紅葉が鮮やかに映える洞爺湖畔の小高い丘に立って、満足そうに大きく深呼吸をした。長年、胸のなかに温めていた自然食の道場ともいうべき「食生活指導センター洞爺健康館」の建設工事がスタートし、年内に一期分が完成。岩崎にとっては、人生をかけた画期的な年になったことを心から感慨深げに味わっていたからだ。

六〇〇〇平方メートルの広々とした敷地に建つ洞爺健康館は、鉄骨づくりの二階建てで、七〇〇平方メートル。地元、洞爺村の協力で温泉もたっぷり供給してくれる。四十人が宿泊でき、正しい食生活についての研修会が中心だ。講師陣も層が厚く、必要に応じて座禅やヨガを入れるほか、中国で普及している保健医療体操も指導する。

食事は一日二回の玄米食を中心に、農薬を使わない野菜、新鮮な海藻類をメニューとする。ときには断食も組み込むというから、一念発起して健康づくりのために入所する人たちにとっては、願ってもないクリーンハウスである。

広い庭園では、無農薬の野菜や薬草を栽培し、収穫すると、漬けものや健康茶として、利用している。

「食と心と運動が三位一体となった研修施設。個人はもちろん、会社ごと健康管理の研修会にも利用できる。場所は支笏洞爺国立公園のなかで、道内でも屈指の景勝地。自然に恵まれた北海道だからこそ、この実践道場が生きてくる」

と、岩崎は胸をはる。

丘のいちばん高い所には、健康を祈願する神社も建立されている。

岩崎は、洞爺村の食生活指導センター健康館に合わせて、札幌市内にショッピング、食

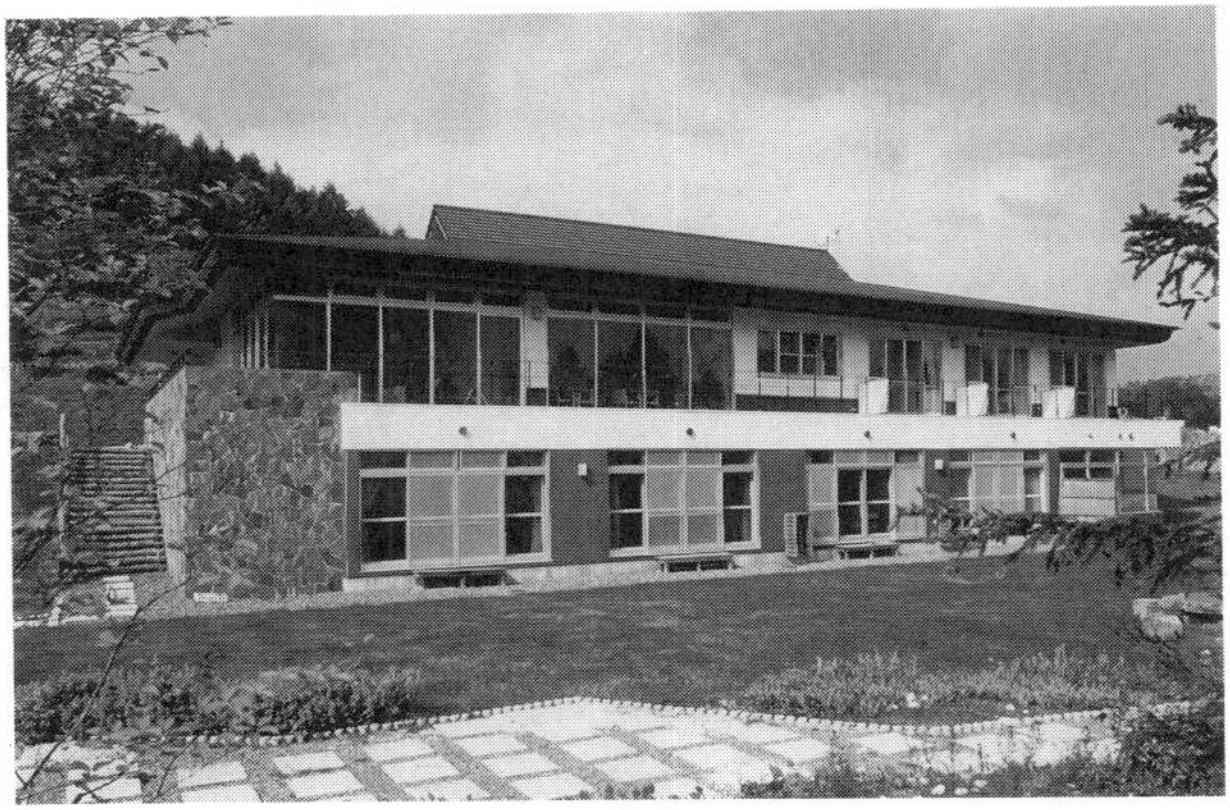

洞爺健康館

事、研修の三つの場を一緒にした「健康プラザ」（仮称）を建設したいと願っている。一階には、自然農法で栽培した野菜や自然食品を並べたスーパー。二階は、自然食ばかりのレストラン。そして三階には健康についての資料を取りそろえたミニ図書館と研修室——。岩崎の夢はますます膨らむばかりである。

社会事業にも積極的にチャレンジ

●健康セミナーや健康大学の開催

玄米酵素の販売は、販売店による訪問販売の形をとっているが、いろんな健康に関する講座を全国、いや、いまや世界の主要国（米国…ロサンゼルスやハワイ、台湾、カナダ、マレーシア等）で開催する健康セミナーや健康講座で販路を広げている。

もっとも大きいのは、健康大学といって、著名な大学の教授や専門家を講師に招き、東京地区、東海地区、新潟地区など地域ごとに開き、大きな大会も年に一回ぐらい開催している。岩崎自身の講演も行われる。健康講座は一年に二五〇〇回から三〇〇〇回も開催している。さらに同社の職員が講師の健康セミナー（無料）も頻繁に開催されている。

●「エコロ元氣倶楽部」で通販を実施

環境汚染、農薬や添加物などの食物汚染が深刻化するなか、安全でおいしい食品が求められている。そうした時代の要請に応えて、東京・両国にあるエコロビルの自然食品専門店「元氣倶楽部」では、健康に配慮した各種商品を通信販売している。どの商品も安心して利用できるものばかりだ。

●自然農園の発足

一九九一年には、農業法人・玄米酵素洞爺自然農園を発足させた。洞爺湖畔の七ヘクタールの土地に、無農薬、有機農法による農作物の栽培を開始した。収穫物は前述したように、「ハイ・ゲンキ」の「愛食者」に安く分けたり、エコロビルのショップで販売、あるいはレストランの食材として利用している。

農薬公害が深刻さを増している現代、農薬汚染が人体を侵していることを危惧し、一刻も早く正しい食生活に返れと警告を送っているといってもいい。

「正しい食生活改善運動」

「食」という字は〝人に良い〟と書く。本来、食事がもつ意味は、健康な心を養う基である。それが、ただ単に口だけにおぼれて、美食・飽食になってしまうと、人間としての本当の大元を失うことになると岩崎はいう。

元政治家の加藤シヅエは、いま日本人が戦前に比べてもっとも変わったことは何かと問われて、日本人の質が変わったと述べている。戦前の日本人の質は良質だったが、戦後は悪質になり、平気でウソばかりつく。社会正義がまったくなくなってしまったという。

そのような日本人の質の低下の要因として考えられるのは、食べ物が悪くなったこともその一因だろう。食べ物が人間の心や身体をつくるもとだと考えれば当然の結果である。

そのため、よい人やよい身体をつくらなければ、つまり人は健康でなければ他人のことが考えられないし、世のなかをよくしようとか、あの人が困っているから助けてあげようというプラス思考にはつながらない。身体や心が健康であってこそ、人間はプラス思考ができるのである。

そういう意味では、正しい食生活、安全で健康な食べ物は人間の身体的、精神的言動にとって非常に重要なのである。

身体が病気に侵されていたら、人のことは考えにくい。卑屈になるし、心も歪んでくる。ねたみ、そねみも出てくる。それが如実に現れているのがいまの社会である。子供が卑屈になり、子供同士がいじめ合って最後は死に至らしめることも平気で行う。昔はそんなことはなかった。社会正義が厳然として存在し、健康な人がいじめをいさめた。ところが、いまはそうしたいさめる行為を行えば村八分にされる。

村井玄斎という「食育」を唱えた人がいるが、村井玄斎は食べ物によって性格や気質まで変わるとはっきり述べている。「食間違えば、病発す。病発しても、食正しければその病癒える。即ち医食同源なり」という言葉があるが、まさにその言葉が指摘する通りで、食事を正すことは人間の心を正すことになり、身体も正すことになる。そうしたことをもって正しい社会をつくり、いい質の日本人を取り戻す、それが岩崎たちの命題の一つなのであり、それを担っているのが株式会社玄米酵素なのである。だから、同社はたんに健康食品を販売するという小さな次元で事業展開をしているのではなく、多くの人に微力といえども、そうした使命と責任を果たす役割を背負っているのである。

岩崎は、「脚気から結核、ガンと日本人の死病（死に至る病）は変わってきたが、そもそも玄米食を止めたときに日本の死病がはじまったといっても過言ではない。この事実を私たちはけっして忘れてはならない」と、訴える。

いったい、日本の伝統的な玄米食はいつごろから白米食に変わったのだろうか。江戸時代の三代将軍・家光のころ、武士階級がまずそれまでの玄米食や雑穀食を止め、糠《ぬか》をきれいに落とした精白米を食べ始めた。八代将軍・吉宗の時代になると、その食生活が江戸の町民にも広がった。この白米食への移行と同時に発生し始めたのが「脚気」だった。手足のしびれ、むくみ、食欲不振になり、悪くすれば胸が苦しくなって心臓麻痺《まひ》を起こして死にかねない脚気は、江戸や大坂、京都などの都市に急増し、「江戸わずらい」とも呼ばれて恐れられた。実際、将軍家だけでも、三代家光、十三代家定、十四代家茂が脚気にかかり、心臓麻痺《まひ》で死亡したといわれている。

日清戦争においては、兵食に白米食を用いた陸軍では、四〇〇〇人の脚気による死亡者が出た（脚気の原因が白米食にあると考えた海軍では、兵食に麦飯を用いたことによって脚気による死亡者を皆無に抑えた）。

さらに、日露戦争では、陸軍の脚気による死亡者は二万七八〇〇人にのぼり、医学界をあげて大論争が巻き起こったという。ちなみに、当時、脚気の原因が白米食であることを主張した海軍軍医総監・高木兼寛の生涯は『白い航跡』（吉村昭著、講談社）に詳しい。高木兼寛の論敵で、脚気細菌説を主張し続けたのは陸軍軍医だった森林太郎、すなわち文豪の森鴎外だったのである。

結局、まもなく玄米の糠層と胚芽に多く含まれているビタミンＢ１の不足が脚気の原因であることがわかり、論争は決着した。糠や胚芽を取り除いた白米が、バランスを欠いた食物だということがはっきりしたのは、大正時代も末になってからのことだった。

こうした史実があるにもかかわらず、現代の日本人は白米を食べ続けている。もちろん、現在では脚気患者は減ったが、それは副食からビタミン類が得られるためで、白米食がバランスを欠いた食であることに変わりはないのである。

人の舌は健康を横目に、おいしいもの、食べやすいものにどんどん傾斜していくものである。そんな状況のなかで、岩崎は前述したように、北海道に洞爺健康館を建設し、さらに東京・両国に「エコロ」ビルを建てて健康情報の発信基地と位置づけ、これまで培ってきた健康哲学をトータルな形で広めようと毎日奮闘しているのである。

「食育」こそ学校教育の最大課題

現在の偏差値教育を主体とした受験教育、学校教育の問題点はいろいろあるだろうが、岩崎の健康哲学からみた学校教育の欠陥は、「食」あるいは「食物」について教える時間がないことである。給食はあっても「食」が学校教育の間で大事だという話は聞いたことがない。いま流行りのインターネットやパソコンだと自治体がすぐに導入しろ！　ということになるが、人間の身体や心にとってもっとも大切な「食」のことについて言及する教育者は皆無だといってもいい。家庭科の時間に裁縫を教えることはあっても、「食」について教え、考える時間はない。おかしな話である。

明治の文豪で、幸田露伴や坪内逍遥、尾崎行雄らと肩を並べた村井玄斎（前述）の著書に『食道楽』がある。この本を読むと、食道楽から食事と脚気の関係、食事の大切さなどがわかってくるが、村井玄斎は食事に関することを十八年間書き続ける。そのなかで村井玄斎は、知育、徳育、体育は子供の教育には必要だけれど、それよりもっと大事な、必要不可欠な教えは「食育」だと述べている。「正しい食」とは何かを追究していけば、おのずと健康とか命のことにも言及しなければならない。それが大事なのである。

いま、世界の食の潮流は、日本の伝統的な食事であり、穀物と野菜食が人間の健康的な食生活の根幹をなしていることが見直されてきている。食を改善するなら伝統的な日本型の食生活にしなければならないということである。アメリカでさえそうしたことに気づいてきている。

事実、かつての大統領候補マクガバンを委員長とする、アメリカ上院栄養問題特別委員会は、「文明先進国の病気は食源病」と結論づけた報告書のなかで、

一、穀物はなるべく未精製穀物である玄米、玄麦を食べること。
二、緑黄色野菜・豆類の摂取量を現在の二倍に増やすこと。
三、果物は五〇パーセント増やすこと。

四、じゃがいもは二五パーセント増とし、他の根菜類も二倍摂取すること。
五、脂肪類は二五パーセント減とすること。
六、砂糖、菓子、清涼飲料水は二五パーセント減らすこと。

というスローガンを示し、肉食型国民より、でんぷん質を多く摂取する草食型国民のほうが健康であり、食事改善だけで心臓病は二五パーセント、糖尿病は五〇パーセント、肥満は八〇パーセント、ガンは二〇パーセント減少できると断言した。

日本人は戦後、欧米型食生活を目標にしてきた。その結果、現在ではカロリー摂取過多がクローズアップされるほどに食生活は豊かになった。しかし、欧米型の食生活の普及と共にガン、高血圧、心臓病といった生活習慣病が目立って増加するようになったのも事実である。栄養の取り過ぎや極端な偏食、酒、ウィスキー、コーヒーの飲み過ぎといったアンバランスな食生活がその要因であることは誰もが認めるところだろう。

そして、本家本元の日本の食事のスタイルが、アメリカナイズされている。それによって、日本人の気質や性格、価値観さえもがアメリカ人に似てきた。病気も対症療法一辺倒の傾向が強く、子供が生活習慣病にかかるご時世であり、昭和一ケタ生まれは短命だ。健康と長寿の面に暗い陰を落としてきており、このままでは、将来の日本は病的な国家になることは間違いないと岩崎は強調する。

私たちはいまこそ改めて現代の食生活を見直し、食生活を改善する必要に迫られているといっていい。

「愛食者」拡大で社会貢献

何度も繰り返すようだが、株式会社玄米酵素は、玄米酵素「ハイ・ゲンキ」を通じて、正しい食生活を広め、真の健康と幸福を届けることを目的としている。現在、玄米酵素の愛食者は一二万人を突破した。現在、同社は二〇〇一年十月に創立三十周年を迎えるが、次の四十周年、つまり、二〇一一年までに玄米酵素愛食者六〇万人をめざしている。

体験者の口コミによる代理店システムで、地道に、しかも着実に業績を伸ばし、ここ数年の業績の伸び率は前年対比二ケタを示している。製品販売ベースでいえば、年商二四億円規模である。

地味ながら、こうした活動が認められて、一九九三年には北海道食品科学技術振興財団を設立、岩崎は理事長に就任した。同社と岩崎個人の出資による一億二〇〇〇万円を基金としている。この財団は、食事の安全性と正しい食生活の啓蒙普及を目的に設立されたもので、企業の社会貢献活動の一環と位置づけられよう。

岩崎自身はさらに、国境を越えて健康づくりに貢献してきた姿勢が認められ、ハワイ・ホノルル大学から「名誉理学博士号」を贈られている。

この称号は世界に平和の素地をつくったり、社会貢献した人に与えられるもので、きわめてレベルの高い称号である。

国内だけでなく、海外にもネットワークを広げつつある株式会社玄米酵素代表取締役・岩崎輝明の夢、今後の課題は、玄米酵素「ハイ・ゲンキ」を愛用することが、ひとつのライフスタイルと化することにある。

そうなったときに、岩崎はやっと心の底からニッコリ笑って、玄米と玄米酵素に出会えた自分に感謝することだろう。それまでは、玄米酵素「ハイ・ゲンキ」をポケットに、全国を飛び回る日々は続く。

コラム

北海道食品科学技術振興財団

玄米酵素の社長岩崎輝明が理事長となり、平成5年8月に財団法人が設立されました。食品の安全性確保と食生活の改善を通じて、病気の予防及び健康の増進に寄与することを目的として、以下の事業を行っています。

1. 食品の安全性確保と食生活の改善に関する啓蒙
2. 調査研究・資料の収集
3. 調査研究者への援助
4. シンポジウムの開催
5. 論文の発行

◆食生活指導センター（札幌市第一酵素ビル3F）

玄米酵素愛食者へのアフターフォローを目的として、豊富な知識を持った専門のスタッフ（栄養士）がフリーダイヤルによる電話相談で、栄養指導や正しい食生活の指導を行っています。また全国各地で行われる健康セミナーへ講師を派遣しています。

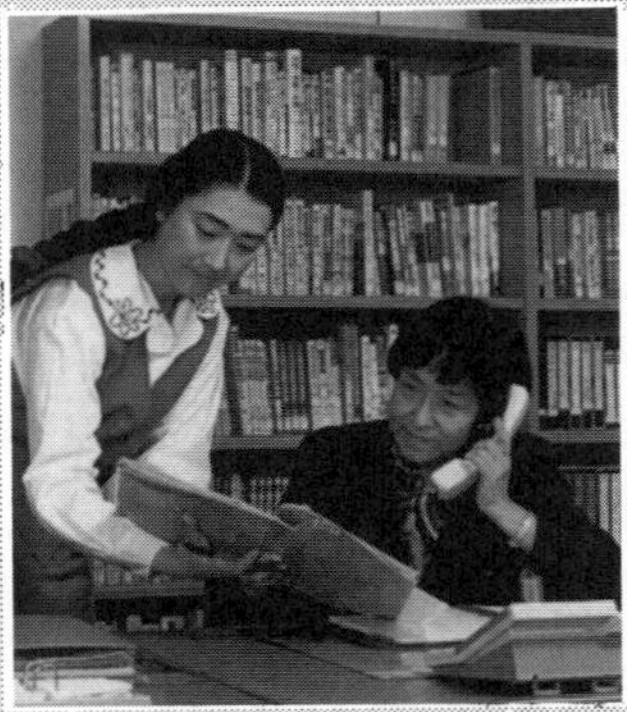

株式会社 玄米酵素

本社
〒001-0012 札幌市北区北12条西1丁目1-7第一酵素ビル
電話(011)736-2345 FAX(011)736-2347

東京支社
〒130-0026 東京都墨田区両国3丁目24-10第二酵素ビル「エコロ」
電話(03)5625-2345 FAX(03)3632-7078

大阪営業所
〒541-0058 大阪市中央区南久宝寺町3丁目6-9第三酵素ビル「心斎橋メッセージ」
電話(06)6258-2345 FAX(06)6258-2346

福岡営業所
〒812-0039 福岡市博多区冷泉町1-3エクセレンス祇園813号
電話(092)281-8200 FAX(092)281-8655

生産工場・中央研究所
〒061-0211 北海道石狩郡当別町中小屋329
電話(01332)7-2345 FAX(01332)7-2246

洞爺健康館
〒049-5802 北海道虻田郡洞爺村洞爺町294-2
電話(0142)87-2345 FAX(0142)87-2366

農業法人「玄米酵素洞爺自然農園」
〒049-5811 北海道虻田郡洞爺村岩屋
電話(0142)87-2471 FAX(0142)87-2024

ホームページアドレス　http://www.genmaikoso.co.jp

あとがき

筆者と玄米酵素「ハイ・ゲンキ」との出会いは、ある雑誌に掲載された株式会社玄米酵素の東京支社があるエコロビルの複合健康施設「エコロ」の記事がきっかけである。学生時代から玄米に興味を持ち、家庭にはいっても玄米食を試してみたが、多くの人同様に長くは続かず玄米食に苦戦していた。人間ドックで健康に注意され、生活習慣病が気になる年齢になるにつれ、玄米をもう一度見直す必要があると頭のどこかで潜在的に関心を持っていたので、早速エコロビルを訪ねた。

同ビルは、東京都墨田区のJR両国駅を両国国技館の反対側で下車してすぐの、京葉道路（国道一四号）手前にあり、日頃雑誌の校正でよく通う出版社のごく近くにあった。

こうした縁もあり、さくら総合研究所が発行する会員向け月刊機関誌「さくらあい」の平成七年十二月号の『異色業態欄』で〝健康な食生活を提案する複合施設エコロ〟と題してカラー写真入りで、建物すべてが健康一色の複合健康施設「エコロ」を紹介させていただいた。六階建てビルの一階は「元氣倶楽部」で無農薬の有機栽培の野菜や天然原料の食料品など約一千五百アイテムを販売する自然食品の専門店で、ここで玄米酵素に関するビデオや書籍も販売している。二階は自然食レストラン『元氣亭』。活性炭で敷き詰められたこの建物の中は清々しい空気に満ち、しっとりと落ち着いた店内では、自然の素材と味を重視した自然食料理が本格的に味わえる。

一階で本を読んでいると、最近話題の九十四歳でゴルフのエイジシュートを達成した塩谷信男氏（医者）の本や、土壌学の権威で学生時代に講義を受けたことのある八幡敏雄氏（東大名誉教授）が元氣亭の玄米弁当と玄米酵素ハイ・ゲンキを愛用され、「正しい食生活のためには、よい食材が必要です。今の流通機構ではなかなか入手できないのが困ります。こういう店がたくさんできるといいですね」と書いておられる毎日ライフ誌（平成七年二月号）の記事もあった。また、八幡氏は同誌で「健康は、健康な土壌が作るものです。その大切な有り難い土壌を、人間が粗末に扱ったツケが今ジワジワと私たちの身辺に迫りつつある」と警鐘され、一方本棚には同氏著の『素晴らしき土壌圏…この知られざるいのちの宝庫』（地湧社刊）が並べてあった。

日本人の食生活は、昭和三十年代の後半を境として魚や野菜中心の日本食から肉、牛乳、バターなどの洋食へと大きく変化してきた。今日の生活習慣病といわれる、糖尿病や動脈硬化、循環器系の病気の一部は、食肉中心の食生活が原因といわれ、改めて日本人が忘れてきた、お米を原点とする自然食が今日では見直されつつある。その中で特に「玄米」が大きくクローズアップされてきた。日本人の主食である「お米」。我々が常食の白米は、自然の作物「玄米」を精白し、栄養価が非常に多い胚芽、糠層などを取り去ってしまい、各種のビタミン、ミネラル、たんぱく質、その他の栄養素、繊維成分を失ったものとなり、玄米の栄養価と比べると大きな開きがあるといわれている。

そして今日、日本のみならず、世界中で食生活の改善が叫ばれてきている。これに呼応してさまざまな健康食品が出回っている。そうした中でも、本書が紹介する株式会社玄米酵素が開発した玄米酵素「ハイ・ゲンキ」は、厚生省の外郭団体として権威ある(財)日本健康・栄養食品協会の植物発酵部門の第一号認可を受けた食品である。

玄米酵素「ハイ・ゲンキ」は、自然食品の中でも日本人が永年育んできた、食の原点ともいうべき、玄米に着目した点で画期的なものである。「玄米胚芽」は上述のごとく、米の生命と呼ばれ、栄養学的に見ても粗タンパク、粗脂肪、ビタミン、ミネラル類を豊富に含んでいることは、よく知られているが、食感や味、調理の難しさなどから敬遠されてきたのが現状といえる。しかし、株式会社玄米酵素は、玄米胚芽の魅力を特殊な発酵法でよみがえらせることに成功したのだ。それが玄米酵素「ハイ・ゲンキ」。

一方、酵素自体は栄養ではないが、①人間の体内のさまざまな活動を助ける、②また、それがなくては体が動かなくなり、我々の生命をにぎっているものである。酵素は私たちが毎日食べる食品、大根おろしのような生の植物の中にある、ということは広く知られている。しかし、酵素は熱に弱く、七〇度C以上の温度でその働きが失われてしまう。煮る、炊く、焼くといった食習慣から不足しがちな酵素を食事の度に補うことは、健康管理の秘訣といえる。

つまり、酵素と玄米が結婚することで、元気の基になるバランスのとれた栄養素を摂取、体内における消化・吸収、合成・分解の代謝をスムーズにすることが可能になった。

玄米酵素はいま、徐々に日本人の食生活の改善に影響を及ぼしつつある。岩崎輝明社長との数回にわたる対談で、中曽根元総理や元西武ライオンズの広岡監督、アメリカのオノ・ヨーコさんやデンマーク大使夫人エヴァマリア・ヘデゴーさんもその魅力にとりつかれておられることを知った。

その魅力とはいったい何なのか。……筆者はこのテーマを追って約二年間、調査、研究を続けてきた。その結果、感動したのは実に岩崎輝明社長の力強い偉大な起業家精神（アントレプレナーシップ）の発揮である、日本人の明日の健康を創るベンチャービジネスであるということであった。筆者の専門分野であるニュービジネスでのアグリビジネスと健康ビジネスがクロスする、人々のためのすばらしい領域でもあった。

本書はこの感動を常に念頭におき、岩崎輝明社長の起業家精神やその活躍振り、玄米酵素のもつその商品力、玄米酵素普及に向けての経営システムや、両国にある複合健康施設「エコロ」の紹介などを一気に書かせていただいた共感の書である。書ききれなかった面もあるし、舌足らずの所も数多くあり、非力を深く反省しつつも、筆者は本書が玄米酵素「ハイ・ゲンキ」のもつ健康分野での新たな認識とその社会的な役割に大いに期待するとともに、その発展の一助になることを祈ってやまない。

参考図書

●玄米酵素の機関誌「ハイ・ゲンキライフ」
●「玄米酵素が地球を歩く」（鶴蒔靖夫著…IN通信社刊）
●「驚異の玄米酵素」（安達充…ダイナミックセラーズ出版社）
●岩崎輝明の講演と随筆集
「自然法則で健康に生きる」（岩崎輝明著…毎日新聞社北海道支社）
●「玄米発酵食は慢性病に克つ」（池田善行著…文理書院刊）
●「新しい時代の企業経営」（毎日新聞社編…同社発行）
●ハイ・ゲンキ対話集「21世紀の食と健康を考える」（毎日新聞北海道支社発行）

[著者紹介]
中西泰夫（なかにし・やすお）
1942年兵庫県西宮市生まれ。1966年東京大学農学部卒業。同年三井銀行入行。日本橋支店、事務部事務企画課、企画室、日比谷支店、浅草橋支店、大阪支店を経て、同行関連会社の三井銀総合研究所に出向し、情報開発室長に就任。1995年さくら銀行を退職し、出向先のさくら総合研究所会員事業部部長代理を経て、現在、西武文理大学サービス経営学部教授、文京学院大学経営学部非常勤講師。
[著書]
「難局打開の経営戦略」（三井銀総合研究所編：共著）「米国ニュービジネス　ハンドブック」（原書房：単著）「日本的M＆A実践講座」（講談社：共著）「ユニーク経営に学ぶ企業繁栄の決め手」（同文舘：三井銀総合研究所編：単著）翻訳本「米国フランチャイズ　ベスト500」（総合法令：翻訳監修）「120のグラフが示すアメリカ人の本音」（PHP研究所：単著）「21世紀型ビジネスの発見」（ごま書房：単著）「サービス経済と産業組織」（同文舘：共著）

自宅：〒168-0082　東京都杉並区久我山2-4-2
TEL&FAX 03-3335-1936

平成10年５月15日　初　版　発　行
平成12年７月１日　８　版　発　行
平成13年５月10日　改 訂 版 発 行
平成14年11月25日　改訂３版発行
平成15年９月25日　改訂４版発行
平成16年10月15日　改訂５版発行
平成18年４月20日　改訂６版発行
平成19年３月20日　改訂７版発行　《検印省略》
平成20年11月15日　改訂８版発行　略称―玄米(改)

食の「原点」――玄米革命
(改訂版)

著　者　中　西　泰　夫
発行者　市　川　良　之

発行所　株式会社　同　信　社
東京都千代田区神田神保町1-41　〒101-0051
発売所　同文舘出版株式会社
東京都千代田区神田神保町1-41　〒101-0051
電話　営業(03)3294-1801　編集(03)3294-1803
振替　00100-8-42935
http://www.dobunkan.co.jp

印刷：三 美 印 刷
製本：三 美 印 刷

ISBN4-495-97582-X